スキルアップ！

ニキビ治療実践マニュアル

編集 / 赤松 浩彦　藤田保健衛生大学医学部教授

全日本病院出版会

序文

"たかがニキビ，されどニキビ"患者のQOL向上に医師の出番

　ニキビは主として思春期に発症し，顔面，胸背部などの毛孔に一致して面皰，紅色丘疹，膿疱などを認め，これらの皮疹が慢性に経過する脂腺性毛包を侵す慢性炎症性疾患です．

　ニキビはほとんどの人が程度の差はあれ一生に一度は経験するものであり，そのためニキビを身体の発育過程における生理現象の一つとして捉えることも可能ですが，その一方で症状が強い場合には一つの皮膚疾患として捉えるべきです．

　ニキビの皮疹は主に顔面に認められるため，美容上の問題に大きく関係する疾患であり，容貌に敏感な思春期の男女に，想像以上に精神的ストレスを与えていることも多く，ニキビで悩んでいる人は少なくありません．

　事実，ニキビは生活の質，すなわちquality of life（QOL）に大きく影響し，自尊心・自信喪失，気後れ・社会からの引きこもり，抑うつ気分や怒りといった心理的影響や，デート，スポーツへの参加，外食機会の減少や学業意欲・成績の低下といった患者の社会的活動にも影響を及ぼすことが知られています．またニキビを有する一般の人を対象に行った意識調査報告でも，全体の約8割が"ニキビを完全にきれいに治したい"と回答しており，ニキビによるストレスが少なからず存在することが明らかになっています．まさに"たかがニキビ，されどニキビ"であることを，医師がよく認識する必要があります．

　本邦では諸外国と比較して，ニキビの多くは軽症であるため，薬局で市販薬を購入するなどして治療している場合も多く見られます．一方，近年の本邦における美容への関心の高さから，ニキビに対する治療を積極的に求める患者も増加し，また皮膚科医，美容外科医のニキビへの関心も高まっています．2008年には，現状での適切かつ標準的な治療法の選択基準を提示することにより，本邦におけるニキビ治療のレベル向上を目的として，日本皮膚科学会より尋常性痤瘡治療ガイドラインが発表されました．

　本邦におけるニキビ治療は，レチノイド様外用薬のアダパレンゲルの認可を中心に治療方法の大きな進展がみられました．しかし実臨床においてはいまだニキビに悩む患者，そしてその患者の診療に苦慮する医師がおり，使用できる薬剤は欧米諸国の治療ガイドラインと比較すると限られており，依然として世界の標準治療と同等の治療が行えるとは言い難い状況です．

　そのような中，最近，世界的痤瘡治療標準薬である過酸化ベンゾイル含有製剤が本邦においても導入されることになり，ニキビ治療の選択肢が広がることが期待されます．

　実際の治療効果を最大限に引き上げるのは，ひとえに，患者に向き合う医師のきめ細かな診療と施術であり，その信頼のうえに成り立つ患者の治療への姿勢です．本書籍では，ニキビに造詣が深い先生方にお願いし，いかにニキビ患者の気持ちと期待に応え，的確な診療と施術を行うかを具体的に，きめ細かく解説していただきました．この場をお借りして厚く御礼申し上げます．

　本書籍がニキビ治療に携わる多くの先生方の，そして結果としてニキビ患者の悩みに応え，QOL向上に役立つことを祈念しています．

2015年4月　赤松浩彦

スキルアップ！ニキビ治療実践マニュアル

目　次

《ニキビと診断するにあたって》

1 ニキビ（尋常性痤瘡）の臨床と診断 …………………………………… 赤松　浩彦　1

2 ニキビ（尋常性痤瘡）と鑑別すべき代表的な疾患
　1) 集簇性痤瘡の臨床, 診断と治療法 …………………………………… 黒川　一郎　6
　2) 酒皶の臨床, 診断と治療法 …………………………………………… 山﨑　研志　10
　3) 新生児痤瘡の臨床, 診断と治療法 …………………………………… 五十嵐敦之　15
　4) マラセチア毛包炎の臨床, 診断と治療法 …………………………… 清　　佳浩　18
　5) ニキビダニ痤瘡（毛包虫性痤瘡）の臨床, 診断と治療法 ………… 常深祐一郎　21

《ニキビと診断できれば》

3 発症機序を理解する …………………………………………………… 黒川　一郎　25

4 本邦で可能なニキビ治療を知る ……………………………… 吉田　朋之, 林　伸和　31

5 保険診療と自由診療

　【保険診療で何ができる？】
　1) アダパレン単独による外用療法をどう使う？ ……………………… 谷岡　未樹　40
　2) 抗菌薬単独による外用, 内服療法をどう使う？ …………………… 渡辺　晋一　45
　3) 漢方薬の内服療法をどう使う？ ……………………………………… 小林　裕美　52
　4) 併用療法をどう使う？ ………………………………………………… 小林　美和　58

【自由診療で何ができる？】
- 1) 自由診療を行うときの注意点とコツ ……………………………… 長濱　通子 64
- 2) ケミカルピーリングをどう使う？ ………………………………… 山本　有紀 69
- 3) 光線治療・PDT をどう使う？ …………………………………… 坪内利江子 74
- 4) レーザー治療をどう使う？ ………………………………………… 川田　　暁 82
- 5) 経口避妊薬をどう使う？ …………………………………………… 相澤　　浩 87
- 6) ビタミン薬外用療法をどう使う？ ………………………………… 池野　　宏 94

6 治療抵抗性のニキビへのアプローチ(1)座瘡瘢痕/ケロイド ……………… 須賀　　康 106

7 治療抵抗性のニキビへのアプローチ(2)大人のニキビ ……………………… 相澤　　浩 112

8 患者への説明
- 1) 化粧品をどう使う？（スキンケアからメイクアップまで）……………… 白髭　由恵 118
- 2) ニキビの悪化因子は？（食事，睡眠，メンタル面，搔破行動，自己治療など）
　………………………………………………………………………………………… 小林　美咲 123

9 過酸化ベンゾイルに秘められた可能性 ……………………………………… 野本真由美 130

10 医師-患者関係の上手な築き方 ……………………………………………… 丸口　幸也 136

11 ニキビ治療における医師とコメディカルの役割分担 ………………………… 関　　太輔 141

コラム　日本座瘡研究会の立ち上げと今後 …………………………………… 林　　伸和 146

コラム　"アクネ/acne"という語の語源について ……………………… 赤松　浩彦，朝田　康夫 148

索　引 …………………………………………………………………………………………… 150

執筆者一覧

編集
赤松浩彦　　藤田保健衛生大学医学部応用細胞再生医学，教授

執筆者（執筆順）
赤松浩彦　　藤田保健衛生大学医学部応用細胞再生医学，教授
黒川一郎　　医療法人明和病院皮膚科，部長
山﨑研志　　東北大学医学部皮膚科，准教授
五十嵐敦之　NTT東日本関東病院皮膚科，部長
清　佳浩　　帝京大学医学部附属溝口病院皮膚科，教授
常深祐一郎　東京女子医科大学皮膚科，准教授
吉田朋之　　虎の門病院皮膚科
林　伸和　　虎の門病院皮膚科，部長
谷岡未樹　　谷岡皮フ科クリニック，院長
渡辺晋一　　帝京大学医学部皮膚科，教授
小林裕美　　元，大阪市立大学医学部皮膚科，准教授
小林美和　　こばやし皮膚科クリニック，副院長
長濱通子　　神戸百年記念病院皮膚科・美容皮膚科，部長
山本有紀　　和歌山県立医科大学皮膚科，准教授
坪内利江子　銀座スキンクリニック，院長
川田　暁　　近畿大学医学部皮膚科，教授
相澤　浩　　相澤皮フ科クリニック，院長
池野　宏　　池野皮膚科形成外科クリニック，院長
須賀　康　　順天堂大学浦安病院皮膚科，教授
白髭由恵　　香川大学医学部皮膚科
小林美咲　　小林皮膚科医院，院長
野本真由美　野本真由美スキンケアクリニック，院長
丸口幸也　　新宮市立医療センター皮膚科，部長
関　太輔　　セキひふ科クリニック，院長
朝田康夫　　関西医科大学，名誉教授

《ニキビと診断するにあたって》

1. ニキビ（尋常性痤瘡）の臨床と診断

赤松浩彦

◆ Key point ◆

尋常性痤瘡は主として思春期に発症し，顔面，胸背部などの毛孔に一致して面皰，紅色丘疹，膿疱などを認め，これらの皮疹が慢性に経過する脂腺性毛包を侵す慢性炎症性疾患で，痤瘡のなかで最も代表的な疾患であり，一般に痤瘡といえば"尋常性痤瘡"，すなわち"ニキビ"のことを指す．ニキビと鑑別すべき痤瘡には新生児痤瘡，ステロイド痤瘡など多くの疾患が含まれており，その原因も極めて多岐にわたっているため，薬剤の使用歴なども含め，これまでの症状の経過をできるだけ詳しく問診する必要がある．基本的にニキビの診断は容易である．

A はじめに

痤瘡には図1に掲げるような多くの疾患が含まれており，その原因も極めて多岐にわたっている．尋常性痤瘡は脂腺性毛包を侵す慢性炎症性疾患で，痤瘡のなかで最も代表的な疾患であり，一般に痤瘡といえば"尋常性痤瘡"，すなわち"ニキビ"

```
尋常性痤瘡（ニキビ）         薬剤による痤瘡              心因性因子による痤瘡
新生児痤瘡                   ├ ステロイド痤瘡            └ 女性のひっかきニキビ
乳幼児痤瘡                   ├ 経口避妊薬による痤瘡      感染による痤瘡
男性ホルモン性痤瘡           ├ ハロゲン痤瘡              ├ 化膿球菌性痤瘡
 ├ Cushing 症候群            │  ├ ヨード痤瘡             ├ グラム陰性桿菌性痤瘡
 ├ Stein-Leventhal 症候群    │  ├ ブロム痤瘡             ├ 嫌気性グラム陽性桿菌性痤瘡
 └ 副腎性器症候群            │  └ クロル痤瘡             ├ 真菌性痤瘡
                             ├ 抗結核剤による痤瘡        │  ├ カンジダ性痤瘡
                             ├ 抗てんかん剤による痤瘡    │  └ マラセチア毛包炎
                             ├ ビタミン B12 による痤瘡   └ 毛包虫性痤瘡
                             ├ 抗生物質による痤瘡        集簇性痤瘡
                             ├ 油性痤瘡                  Pyoderma faciale
                             ├ タール痤瘡                壊死性痤瘡
                             └ 化粧品痤瘡                酒皶性痤瘡
                                                         老人性面皰
                                                         夏期痤瘡
```

図 1. 痤瘡の種類
（赤松浩彦：ニキビ（尋常性痤瘡）の臨床とその発症機序．Visual Dermatology, 2：223-226, 2003 より）

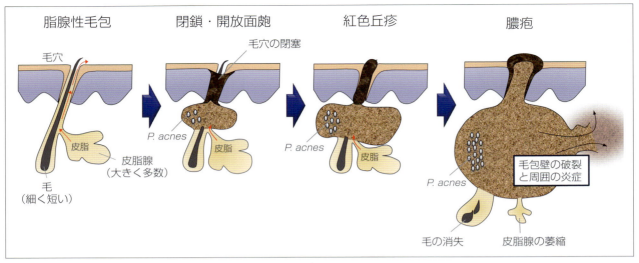

図 2. ニキビの病理発生過程

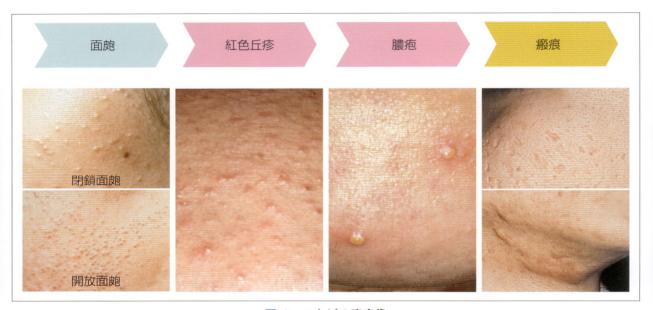

図 3. ニキビの臨床像

のことを指す．本項ではニキビの臨床型と診断のポイントについて解説したい．

B ニキビの臨床型

ニキビの臨床型は，皮疹のタイプや発生部位などによって分類される．

1 皮疹のタイプによる分類

ニキビの皮疹は，その病理発生過程の時期的な経過から，面皰，紅色丘疹，膿疱，硬結などが基本型となる．実際には面皰，紅色丘疹，膿疱など が混在して認められるため，これらの組み合わせにより，あるいは優位を占める皮疹を基準として臨床型が分類される（図2, 3）．

a）面皰型

毛包漏斗部の閉塞により，毛包管内に遊離脂肪酸などの皮脂成分，*Propionibacterium acnes*（*P. acnes*）などの細菌，角化物質などが停滞した状態が面皰である．肉眼的なニキビの初発症状である面皰には2種類あり，正常皮膚色の小さな盛り上がりとしてみられる，毛孔が閉鎖している閉鎖面皰（白ニキビ）と，閉鎖面皰内の内容物がしだいに

増加してきて，毛孔が開放され，内容物が顔を出し，黒色の固まりとしてみられる開放面皰（黒ニキビ）がある．

b）紅色丘疹型，膿疱型

面皰に炎症反応が加わってきた状態が紅色丘疹であり，この紅色丘疹がさらに進展した状態が膿疱である．紅色丘疹は毛孔に一致した皮膚色～紅色の円錐形の小丘疹であり，膿疱は表在性の紅暈を有する小膿疱である．

c）硬結型

膿疱より炎症がさらに深部に進行していくと，硬結となっていく．肉眼的には大豆大，指頭大に及ぶ皮下硬結を伴った腫瘤となる．

d）囊腫型

大型のドーム状に盛り上がった表面正常色，ときには少し潮紅を伴う腫瘤としてみられる．真皮内に結合織性被膜で囲まれた囊腫が形成されている．

e）瘢痕型

真皮の炎症反応が強い場合，治癒後に瘢痕を残すことがある．主に頰部にみられる ice pick 様に陥没した萎縮性瘢痕と，主に顎部，前胸部にみられる肥厚性瘢痕がある．

f）色素沈着

瘢痕にはならなくても，炎症反応後に一過性に褐色色素沈着を残すことがある．これは炎症による刺激で，表皮基底細胞層のメラノサイトが活性化され，メラニン産生が増強することに起因する．

2　皮疹の発生部位による分類

前額型，下顎型と呼ばれるものが代表的である．

a）前額型

前額部はニキビの初発部位であり，低年齢の患者ではほとんどがこの部位に皮疹が出現する．その他，頭髪などによる機械的刺激が誘発，増悪因子となることがある．

b）下顎型

下顎型は 20 歳以降に多い．頰杖をつく癖，服の襟や化粧などによる機械的，化学的刺激などが誘発，増悪因子となることがある．

3　その他の分類

a）月経前増悪型

予定月経前数日にニキビの皮疹が増悪し，月経終了後に再び元に戻るような型を指す．

C　ニキビの診断のポイント

1　問診の進め方

図 1 に示すように，ニキビと鑑別すべき痤瘡には多くの疾患が含まれており，その原因も極めて多岐にわたっている．そのため薬剤の使用歴なども含め，これまでの症状の経過をできるだけ詳しく問診する必要がある．

2　診断と検査

ニキビは主として思春期に発症し，顔面，胸背部などの毛孔に一致して面皰，紅色丘疹，膿疱などを認め，これらの皮疹が慢性に経過する疾患であるため診断は容易である．診断にあたり特に必要な検査はない．

3　鑑別すべき疾患

鑑別すべき疾患としては，新生児痤瘡など図 1 に示すような疾患が挙げられる．

a）新生児痤瘡（acne neonatorum）

厳密には，生後 1 か月までの新生児期に初発する痤瘡を指すが，実際には生後 3 か月までに発症する場合までを含める．生後 2 週間ごろから発生することが最も多い．症状としては，主として顔面の面皰から始まり，紅色丘疹，膿疱などがみられる．胸部や背部に生ずることはほとんどない．数か月後には自然に治癒する．

b）男性ホルモン性痤瘡（androgenic acne）

厳密には，女性において男性ホルモンの過剰生産に基づく男性化徴候の一つの症状として痤瘡を生ずることがあり，これを男性ホルモン性痤瘡という．実際には，男性でも男性ホルモンの異常により他の疾患を伴う際に痤瘡を生ずることもあり，これらを含めて広義の男性ホルモン性痤瘡と呼ぶ．Cushing 症候群，Stein-Leventhal 症候群，副腎性器症候群などでみられる．

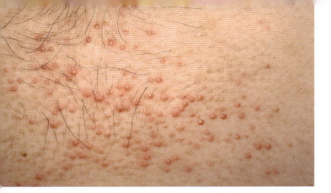

図 4. ステロイド痤瘡の臨床像

c）薬剤による痤瘡

(1) ステロイド痤瘡（steroid acne）（図4）

　副腎皮質ホルモンの全身投与により生ずる．投与2，3週後より発生することが多い．本症は副腎皮質ホルモンの投与中止により自然に消退する．症状としては急激に発症し，顔面および前胸部などの紅色丘疹，膿疱から始まり，これらが主な症状となる．面皰形成は少ない．副腎皮質ホルモンの長期外用により生ずることもある．

(2) ハロゲン痤瘡（halogen acne）

　ヨード，ブロム，クロルなどによる痤瘡を指す．ヨード，ブロム，クロルなどを含むハロゲン化合物を薬剤として，また工場などで職業性に摂取または曝露した場合，顔面，胸部などに生ずる．クロルを含む油によって生じたカネミ油症に代表されるポリクロルビフェニール（PCB）中毒による痤瘡が有名である．症状としては，一般にヨードやブロムによる痤瘡の場合，面皰は少なく，紅色丘疹，膿疱が中心となり，またクロルの場合は，開放面皰が主体となる．

(3) 抗結核剤による痤瘡

　抗結核剤，特にイソニアジド（INH）により生ずることがある．症状としては開放面皰と紅色丘疹が主体となる．リファンピシンによっても稀に同様の症状が起こることがある．

(4) 油性痤瘡（oil acne）

　鉱油類による皮膚症状のうち痤瘡は最も代表的なものである．職業性痤瘡として，油脂性外用剤，機械油およびグリスなどが重要である．好発部位は油の接触しやすい露出部で，その症状としては開放面皰が主体であるが，炎症を伴うと紅色丘疹，膿疱へと進展していく．

(5) タール痤瘡（tar acne）

　職業性痤瘡ともいうべく，コールタールを使用する仕事に長く従事する場合に露出部に痤瘡を生じることがある．症状としては開放面皰の形をとる．

d）化粧品痤瘡（cosmetic acne）

　化粧品成分が主たる原因を果たすと考えられる痤瘡を化粧品痤瘡と呼ぶ．25歳以降ぐらいの女性に好発し，30歳代，40歳代，ときには50歳代にもみられる．一般に軽微な痤瘡性変化に終始し，少数の面皰，紅色丘疹のほかに膿疱が混在することがある．

e）心因性因子による痤瘡（psychosomatic acne）

(1) 女性のひっかきニキビ

　Picker's acneとも呼ばれ，心因性因子により加えられる二次的な機械的刺激が，その発症原因として大きな役割を果たしている痤瘡の一型を指す．顔面に好発する．患者自身が常にニキビの病巣部をいじり回し，その部分の皮膚は肥厚，隆起し，さらに膿疱化することも多く，ついには表皮の剥離と色素沈着を伴ってくる．またニキビがなくても，むやみに搔破してその結果，同様の皮膚変化を生じてくる．

f）感染症による痤瘡

(1) 真菌性痤瘡

カンジダ性痤瘡（candidial folliculitis）：Candida albicansの寄生により生ずる．症状としては顔面に小膿疱を伴う紅色丘疹がみられる．

マラセチア毛包炎（Malassezia folliculitis）：マラセチア毛包炎は，高温多湿な夏期に体幹などに好発する．皮疹の性状は紅色丘疹，膿疱が中心であり，直接検鏡でマラセチアの胞子を認める．

(2) 毛包虫性痤瘡（acne demodecica）

　俗に"ニキビダニ"といわれる毛包虫には，Demodex folliculorum longusとDemodex folliculorum brevisの2種類がある．毛包虫によって生じる皮膚症状は多彩で，痤瘡型，酒皶型などがあり，特に痤瘡型を毛包虫性痤瘡と呼ぶ．中年以降の女性に多く，顔面，特に鼻を中心とした部位に

好発する．症状としては紅色丘疹，膿疱，小結節などが散在性に生ずる．また自覚症状として，ときに軽度の痒みや灼熱感を認める．病変部より多数の毛包虫が検出される．

g）集簇性痤瘡（acne conglobata）

集簇性痤瘡はニキビと同質に取り扱い，ニキビの重症型とする考え方と，別症とし，慢性膿皮症のカテゴリーに入れる考え方がある．皮疹は顔面よりむしろ項部，背部，胸部に好発し，上腕，腰臀部にも生ずることがある．本症の特徴は重複面皰が多くみられることであり，その他にも大型の紅色丘疹がみられることが多く，さらに大型の嚢腫，膿瘍を形成しやすく，膿瘍はしばしば皮下で互いに交通する．治癒後は肥厚性瘢痕，あるいは萎縮性瘢痕を残す．

付）劇症痤瘡（acne fulminans）

ニキビを軽症型と重症型に分ける考え方があり，劇症痤瘡とは重症型のなかでも最も重症な痤瘡の一型を指す．皮疹は顔面よりも胸部に好発する．局所症状としては，痤瘡の化膿性炎症が高度で圧痛も強く，病変が急性拡大性の傾向を示し，しばしば潰瘍化する．全身症状としては，発熱や関節痛などがみられる．集簇性痤瘡に類似している．

h）Pyoderma faciale

女性の顔面に急激に発症する原因不明の稀な疾患である．症状としては，面皰よりむしろ紅色丘疹と大きな皮下硬結，嚢腫が主で，顔面全体は酒皶様に発赤し，有痛性の腫瘤が多発し排膿をみる．

i）壊死性痤瘡（acne necrotica）

痘瘡様を思わせる特徴ある皮疹から，痘瘡様痤瘡とも呼ばれる．成人の頭部や顔面に生ずる．症状としては紅色丘疹で始まり，その後，中央部が壊死し臍窩が形成され，治癒後に痘瘡様瘢痕を残す．次々と散発を繰り返す．

j）酒皶性痤瘡（acne rosacea）

酒皶の一症状を指す．酒皶は中年以降の男女の顔面に生じ，その症状により紅斑性酒皶（第1度酒皶），酒皶性痤瘡（第2度酒皶），鼻瘤（第3度酒皶）の3型に分類される．紅斑性酒皶は，顔面全体

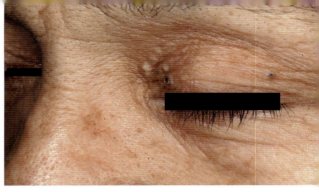

図 5．老人性面皰の臨床像

が脂漏状態で皮膚は油様の光沢を示し，前額部，鼻尖部などに紅斑や毛細血管拡張が目立った状態であり，酒皶性痤瘡では，これらの症状の増強とともに，紅斑部に痤瘡様発疹，すなわち紅色丘疹，膿疱，硬結などを生ずる．一方，面皰形成は稀である．

k）老人性面皰（senile comedones）（図5）

日光，風雨に露出されることが要因と考えられる一種の老人性変化であり，高齢者の顔面，ことに眼周囲部に面皰が集簇性に生じてくる．この症状に加え，皮膚の萎縮，表皮嚢腫が存在する場合には，特にFavre-Racouchot症候群と呼ばれる．

l）夏期痤瘡（acne aestivalis）

発症の状態が特異的で季節的な特徴が著しく，春に初発し，夏に最も症状が著明で秋になると自然に消失する．症状としては頸部，肩，上腕部などに，毛包一致性，左右対称性で，ドーム状に盛り上がった軽度の痒みを伴う丘疹がみられる．面皰，膿疱は極めて少ない．

D おわりに

皮疹のタイプや発生部位などによる分類に基づくニキビの臨床型，および鑑別すべき疾患を含めて，診断のポイントについて分かりやすく説明した．実地医家の日常診療に少しでもお役に立つことができれば望外の喜びである．

文献

1) 朝田康夫：にきび（尋常性痤瘡），金原出版，東京，1983．
2) 西嶋攝子，黒川一郎，赤松浩彦ほか：尋常性痤瘡（朝田康夫，西嶋攝子編），協和企画，東京，1993．

《ニキビと診断するにあたって》

❷ ニキビ(尋常性痤瘡)と鑑別すべき代表的な疾患
１）集簇性痤瘡の臨床，診断と治療法

黒川一郎

◆ Key point ◆

1. 集簇性痤瘡を臨床的に診断する際の特徴として以下の6つのポイントがある．① 男性に多い，② 囊腫，皮下硬結，皮下瘻孔を作る傾向が強い，③ 治療抵抗性である，④ 二重面皰を呈する，⑤ 肥厚性瘢痕，ケロイドを形成する，⑥ 瘢痕が融合し，bridging を形成する．
2. 集簇性痤瘡の治療は初期治療として，尋常性痤瘡に準じた薬物治療になるが，難治性の場合，手術療法を含めた外科的な治療が必要になる．

A 集簇性痤瘡の臨床

1 定 義

集簇性痤瘡とは顔面，前胸部，背部に好発する結節，不整形の瘢痕，ケロイド，ときに皮下瘻孔を形成する難治性の痤瘡関連疾患である[1]．診断基準は確立されてはいないので，臨床的所見より診断される．

2 疾患の概念

疾患の概念として，尋常性痤瘡の重症型と考える説と，慢性膿皮症の一型と考える説がある．後者は頭部乳頭状皮膚炎，頭部膿瘍性穿掘性毛包周囲炎，化膿性汗腺炎とともに毛包閉塞性疾患(follicular occlusion triad)としてとらえる概念である[2]．毛巣洞を含め，follicular occlusion tetrad と呼ばれることもある[2]．

3 臨床症状

集簇性痤瘡の臨床症状について，述べる．

男性に多く発症し，尋常性痤瘡が軽快する40歳代以降も症状が持続する[3]．好発部位は前胸部，背部，項部，頸部に好発する[4]．耳介，頭皮，臀部，大腿にもみられることがある．

皮疹は有痛性の深在性の皮下結節で初発することが多い．大きな圧痛のある赤色の隆起したドーム状の硬い結節を呈するのが特徴である．皮下結節はしばしば融合する傾向を示す．皮下結節，硬結，二重面皰，皮下瘻孔，囊腫，皮下膿瘍などの深い浸潤性の病変を呈する．

面皰は尋常性痤瘡と異なり，あまり多くみられないが，多発，集簇した二重面皰を呈するのが特徴的である(図1)．二次性面皰として白く硬い囊腫様の二次性面皰や多孔性の面皰がみられることがある[2]．

また，しばしば肥厚性瘢痕，ケロイドを形成し，隣接するケロイドは融合し，橋(bridging)を形成することがある(図2)．皮下瘻孔を形成し，皮下で交通した迷路のような穿掘性の皮下瘻孔を形成することもある．皮下瘻孔の開口部より漿液性，血性，化膿性の滲出液の排出を認めることもある．ときに壊死を認め，痂皮を形成する．

萎縮性瘢痕は ice-pick scar (図3)，atrophic

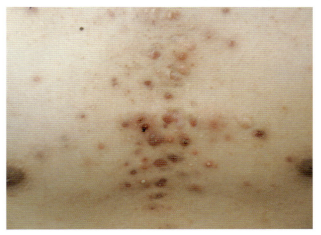

図 1. 二重面皰
面皰が多発し，集簇している．

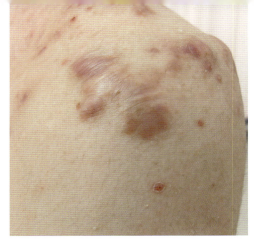

図 2. 肥厚性瘢痕の bridging

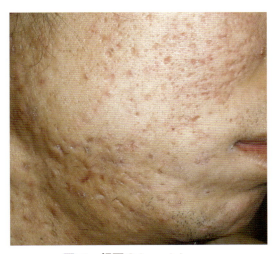

図 3. 顔面の ice-pick scar

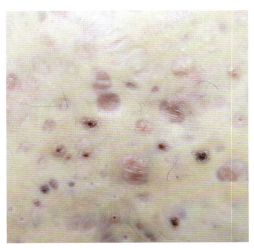

図 4. Atrophic macular scar
白色の陥凹した部位に毛細血管拡張を認める．

macular scar（図 4）の 2 種類がある[2]．後者は白色で毛細血管拡張を認め，硬く線維性の硬結としてみられる．患者の肌は目立って脂性肌で思春期より発症するが，症状が遷延する．集簇性痤瘡は白人が黒人より多いといわれている[2]．尋常性痤瘡の経過と異なり，思春期以降も病勢が遷延することが多い．

4　病理組織所見

面皰では毛孔の角化，閉塞があり，炎症症状が加わると毛包周囲に稠密なリンパ球，好中球，ときに形質細胞の浸潤がみられる．皮下膿瘍では好中球の浸潤が顕著で，肉芽組織では組織球，異物巨細胞がみられ，線維化が顕著である．瘢痕，ケロイドを形成する．また，表皮の下方への増殖，隣接する毛包間で交通した瘻孔形成がみられることがある．

5　病　因

病因については不明であるが，遺伝的要因，コアグラーゼ陰性ブドウ球菌などの細菌に対する免疫反応の異常，毛包に対する生育異常などが示唆されている．その他，内分泌学的因子，刺激に対する過敏反応などが考えられているが，詳細は明らかになっていない．

6　血液検査異常

一般に必要な検査はないが，重症の囊腫性痤瘡の女性でデヒドロエピアンドロステロンの上昇が

表 1. 集簇性痤瘡と尋常性痤瘡の鑑別診断

	集簇性痤瘡	尋常性痤瘡
好発年齢	思春期以降〜中年	思春期〜20歳代
好発部位	前胸部，背部，項部など	主に顔面．ときに背部，前胸部
皮疹	有痛性皮下結節，囊腫，瘢痕，ケロイド ときに二重面皰 皮下瘻孔 ice-pick-like scar	面皰で初発，紅色丘疹，小膿疱
疼痛	あり	なし
合併症	有棘細胞癌 SAPHO syndrome	なし
治療	難治性	治療に反応しやすい

みられた報告がある[5].

7 合併症

ときに関節炎，強直性脊椎炎などを合併した SAPHO (synovitis, acne, pustulosis, hyperostosis, osteitis) 症候群を合併することもある．自己免疫性疾患，リウマチなどを合併することもある．稀に有棘細胞癌が生じることがある[6].

B 集簇性痤瘡の鑑別診断

他疾患との鑑別のポイントとしてまとめる．

1 尋常性痤瘡

表1に集簇性痤瘡との鑑別のポイントをまとめる．
好発年齢と予後：思春期に好発し，しだいに軽快する．
臨床症状：皮疹は面皰で初発し，赤色丘疹，小膿疱が主体で肥厚性瘢痕，ケロイド形成は稀である．
好発部位：顔面が多いが，ときに前胸部，背部にみられる．
治療：アダパレン，抗菌剤内服，外用に反応する．

2 マラセチア毛包炎

好発時期：夏期に好発．
好発部位：胸，背中に多い．
臨床症状：赤色丘疹，小膿疱が主体．
検査：真菌鏡検でマラセチアを検出．
治療：抗真菌剤の外用，内服が有効．

3 化膿性汗腺炎

腋窩，臀部に好発する．穿掘性皮下瘻孔を形成する．

4 膿瘍性穿掘性頭部毛包周囲炎

中年の後頭部に好発し，皮下瘻孔を形成し，脱毛病巣を認める．

5 頭部乳頭状皮膚炎

中年男性の後頭部に好発し，ケロイドを形成する．猪首の人に好発．

C 治療

1 初期治療

尋常性痤瘡に準じた治療を行う．抗菌剤の内服，外用，ディフェリンの外用を行う．治療に反応することもあるが，治療に抵抗し，難治性の場合が多い．

2 薬物治療

難治性疾患であるが，以下のような治療が試みられている．

1）抗菌剤内服．
2）トラニラスト内服の併用．
3）トリアムシノロンの局所注射．
4）メトロニダゾール内服[7].
5）レクチゾール（50〜150 mg/日）内服（造血系障害に十分に留意する必要がある[8]）．
6）ときにステロイドの内服（0.5〜1 mg/kg）を行う．

海外では isotretinoin の内服が有効で用いられているが，日本では投与はできない．

3 外科的治療

皮下膿瘍を形成し，波動を触れる場合では局所麻酔下で切開，排膿，ドレナージをする．

囊腫については手術療法が有用であり，肥厚性瘢痕，ケロイドについては手術療法，放射線療法が選択肢になる．

難治性の皮下瘻孔は外科的に切除を行う．

皮下瘻孔，結節，囊腫でトレチノインクリーム外用，炭酸ガスレーザー，fractional laser の治療で陥凹した瘢痕が著明に改善した報告もある[9]．

4 生活指導の要点

尋常性痤瘡に準じる．局所を清潔に保つ．禁煙も重要である．

D おわりに

集簇性痤瘡の診断は臨床的に困難ではないが，治療に難渋する疾患である．軽症の場合は尋常性痤瘡の治療で反応するが，重症の場合，極めて治療が困難である．今後，この疾患の病態解明が進み，有効な治療が出てくることを期待したい．

文献

1) 黒川一郎，西嶋攝子：集簇性痤瘡．最新皮膚科学大系 第17巻(玉置邦彦総編集)，中山書店，東京，pp. 127-128，2002．
2) Plewig G, Kligman AM：Acne & Rosacea, 3rd ed, Springer, Berlin, 2000.
3) 西嶋攝子：集簇性痤瘡．尋常性痤瘡―研究・臨床・治療，協和企画，東京，pp. 58-59，1993．
4) 若林麻記子，田中俊宏：集簇性痤瘡の診断のポイント．臨床アセット 第8巻 変貌する痤瘡マネージメント(古江増隆，林 伸和編)，中山書店，東京，pp. 24-27，2011．
5) Marynick SP, Chakmakjian ZH, McCaffree DL, et al：Androgen excess in cystic acne. *N Engl J Med*, **308**：981-986, 1983.
6) Quintal D, Jackson R：Aggressive squamous cell carcinoma arising in familial acne conglobata. *J Am Acad Dermatol*, **14**：207-214, 1986.
7) 尾口 基，赤松浩彦，朝田真木ほか：Metronidazol による痤瘡の治療．皮膚，**29**：995-1000, 1987．
8) Wakabayashi M, Fujii N, Fujimoto N, et al：Usefulness of dapsone for the treatment of Asian severe acne. *J Dermatol*, **40**：502-504, 2013.
9) Hasegawa T, Matsukura T, Hirasawa Y, et al：Acne conglobata successfully treated by fractional laser after CO laser abrasion of cysts combined with topical tretinoin. *J Dermatol*, **36**：118-119, 2009.

《ニキビと診断するにあたって》

2 ニキビ（尋常性痤瘡）と鑑別すべき代表的な疾患
2）酒皶の臨床，診断と治療法

山﨑研志

◆ Key point ◆

1. 酒皶は，顔面の皮膚付属器を中心とした慢性炎症性疾患であり，毛細血管拡張，紅斑，丘疹，そして鼻瘤に代表される腫瘤形成が種々の程度に混在する．
2. 酒皶の4主症状として，顔面中央部における ① 一過性顔面潮紅，② 持続性紅斑，③ 丘疹と膿疱，④ 毛細血管拡張，副症状として ① ほてり感・熱感や刺すようなヒリヒリ感，② 紅色局面，③ 乾燥様症状，④ 浮腫，⑤ 眼症状，⑥ 顔面以外の末梢での酒皶様症状，⑦ 腫瘤様変化が NRSEC より提唱されている．
3. 酒皶は，紅斑・血管拡張型，丘疹・膿疱型，腫瘤・鼻瘤型，眼型の4型に分けられるが，2型以上が混在することもある．
4. 酒皶の対処法は，① 増悪因子の排除，② スキンケアと，③ 薬物などを用いた医学的治療を総合的に行う．

A 酒皶の臨床

　酒皶は顔面の皮膚付属器を中心とした慢性炎症性疾患であり，紅斑，丘疹，毛細血管拡張，発作性潮紅を種々の程度に混在する症状を特徴とする疾患である．酒皶は fair skin person（肌の色の薄い人）に多いという認識があり，Caucasian が人口の多くを占める欧米国では，罹患率は数～10％ほどとされている[1]．顔面に症状が発現することで働き盛りの40～50代の人の日常生活に支障をきたすこともあり，Caucasian の多い国では酒皶に対する認識が高く，酒皶の問題は社会的に影響が大きい．一方，日本人を含む黄色人種でも酒皶は見かけられるが，決して社会的認知度が高いとはいえない．アジア諸国での疫学調査でも正確な数字を得られる報告はないが，近年の報告では酒皶の頻度は1～23％までと見積もられており，決してアジア人に少ないとはいえないと考えられる[2)～4)]．日本人でもいわゆる「赤ら顔」とされる人々のなかにも酒皶の潜在的患者は多いと思われる．そこで，日常で見過ごされやすいと思われる酒皶の臨床症状の整理から考える．

B 酒皶の診断

　National Rosacea Society Expert Committee（以下，NRSEC）では，酒皶の診断指針の4主症状として，顔面中央部における ① 一過性顔面潮紅，② 持続性紅斑，③ 丘疹と膿疱，④ 毛細血管拡張を挙げている（表1）[5]．この診断指針では，他覚的に顔面に4主症状のうち1つ以上を確認できるときに

表 1. 酒皶診断指針
顔面に以下の主症状が 1 つ以上認められるもの

主症状（1 症状以上の存在）	副症状として認められるもの
① 一過性の顔面潮紅 ② 持続性紅斑 ③ 丘疹と膿疱（面皰があるときは痤瘡と考える） ④ 毛細血管拡張	① ほてり感・熱感や刺すようなヒリヒリ感（特に頬部に） ② 紅色局面 ③ 乾燥様外観（粗糙，鱗屑，脂漏性湿疹の合併） ④ 浮腫 ⑤ 眼症状（瘙痒，刺激感，充血，麦粒腫，霰粒腫，角膜障害） ⑥ 顔面以外の末梢での酒皶様症状 ⑦ 腫瘤様変化

表 2. Stage 分類と subtype 分類の対比表

Stage 分類	⇄	Subtype 分類
第Ⅰ度，紅斑性酒皶 第Ⅱ度，酒皶性痤瘡 第Ⅲ度，鼻瘤 眼合併症状		1. 紅斑・血管拡張型 2. 丘疹・膿疱型 3. 腫瘤・鼻瘤型 4. 眼型
		他．肉芽腫型

酒皶を示唆する所見とすることを提案しており，これに当てはめると日本でもかなりの人々が酒皶の範疇に入る症状を有すると思われる．副症状として，① ほてり感・熱感や刺すようなヒリヒリ感，② 紅色局面，③ 乾燥様症状，④ 浮腫，⑤ 眼症状，⑥ 顔面以外の末梢での酒皶様症状，⑦ 腫瘤様変化を挙げている（表 1）．

多くの酒皶の症例では主症状と副症状がそれぞれ 1 つ以上は経過中に確認される．他覚的に 4 主症状のいずれかが確認され，経過中に副症状の 1 つ以上を自覚・他覚的に確認できる症例を酒皶と診断するのが妥当と考える．また，思春期以降の顔面に好発する脂漏性皮膚炎は，酒皶に合併しやすいと提唱されている．脂漏性皮膚炎患者で毛細血管拡張を認める患者では，酒皶素因の有無を慎重に確認する必要がある．

C 酒皶の病型分類

酒皶の皮疹は，顔面を中心として，発作性の潮紅，毛細血管拡張，紅斑，丘疹，そして鼻瘤に代表される腫瘤形成が種々の程度に混在している．従来は第Ⅰ～Ⅲ度の重症度別 stage 分類として分類されてきたが，現在では，主たる皮疹形態によって分ける subtype 分類が用いられる（表 2）[5]．ま

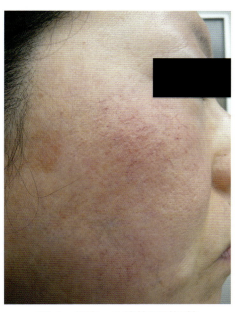

図 1. 紅斑・血管拡張型酒皶
両頬部の小紅斑の集簇と顕著な毛細血管の拡張が確認される．

た NRSEC では，酒皶の重症度の評価のために症状それぞれに対して重症度基準を重症度別の代表的症状所見の写真入りで紹介している[6]．

紅斑・血管拡張型（図 1）：4 主症状のうち ① 一過性顔面潮紅，② 持続性紅斑，④ 毛細血管拡張を主体とする．

丘疹・膿疱型（図 2）：4 主症状のうち ③ 丘疹と膿疱を主体とする．痤瘡に類似するが，面皰は存在しない．痤瘡と異なり，丘疹・膿疱は毛孔一致性でないものが存在する．

腫瘤・鼻瘤型（図 3）：鼻瘤に代表される皮膚の肥厚と，小結節の集簇による皮膚の凹凸を特徴とする．

眼 型：涙目様の結膜充血，眼球の異物感・熱

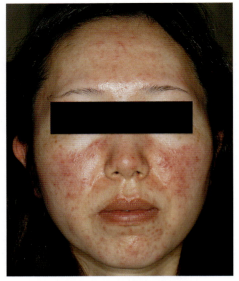

図 2. 丘疹・膿疱型酒皶
前額，両頬部，頤部を中心とした紅色丘疹から膿疱が多発している．面皰は認めない．

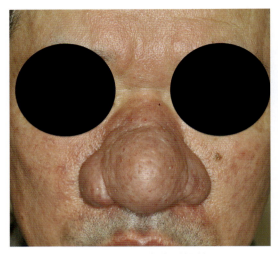

図 3. 腫瘤・鼻瘤型酒皶
鼻部の腫瘤性変化とともに，眉間部の紅斑や鼻翼周囲から頬部にかけて毛細血管拡張が確認される．

感・瘙痒・乾燥，羞明感などの眼症状を主体とする．

D 酒皶の鑑別疾患

　酒皶の鑑別疾患は，大別して顔面に紅斑をきたす疾患群と，丘疹・膿疱をきたす疾患群に分けられる．顔面に紅斑をきたす疾患としては，接触皮膚炎（毛染め，洗顔洗髪料，香粧品など），光線過敏症，全身性エリテマトーデスなどの顔面に紅斑をきたす膠原病，丹毒・ウイルス性発疹症などの感染症などが除外すべき疾患群である．顔面に丘疹・膿疱をきたす疾患として，痤瘡，口囲皮膚炎（酒皶様皮膚炎，ステロイド皮膚炎），好酸球性毛包炎，顔面播種状粟粒性狼瘡が鑑別に挙げられる．脂漏性皮膚炎は，酒皶の鑑別に挙がる疾患というよりも，酒皶に合併すべき疾患として留意する．毛包虫性痤瘡は，毛包虫の有無によって診断されるが，酒皶でも毛包虫の増加が確認されており，毛細血管拡張を認める場合には，酒皶を背景として毛包虫が増えている可能性も考慮する．

E 酒皶の対処法

　酒皶の対処法は大きく分けて①症状を悪化させないための増悪因子の排除，②スキンケアの指導と，③薬物などを用いた医学的治療に分けられる．医学的治療は酒皶の病型に合わせて体系的に整理されつつあり，適切な治療方法選択のために各酒皶患者の症状の正確な把握が必要である．

1 増悪因子の確認と排除（表3）

　酒皶患者では，それぞれの患者固有の増悪因子を有することが多い．表3を参考にした問診により増悪因子を特定し，可能性のある増悪因子を避けることを指導する．

2 スキンケアの指導

　スキンケアの基本は，洗顔，保湿，遮光である．

a）洗顔方法

　洗顔は強くこすらず，適温の水でよくすすぎ，洗顔後は乾いたタオルを押し当てて水分を拭き取る．界面活性の強い洗顔剤は刺激をもたらすことがあるので，刺激感の少ないものを選ぶ．洗顔の水温は，低温でも高温でも酒皶の症状を刺激するので，30℃前後のぬるま湯を適温とし，症状と季節に合わせて患者の刺激感が少ない温度を調整するように指導する．

b）保　湿

　保湿の基本は，化粧水とクリームの使用である．界面活性剤（石鹸など）を用いた洗顔後の肌は，皮

脂層が除去されている．もしくは少なくなっているために放置すると乾燥しやすい状態になっている．湿った肌に外用薬などを塗布すると刺激感が強くなることがあるので[7][8]，30分ほど肌を乾かした後に，治療薬などを塗布するよう指導することも有効な場合がある．スキンケア製品（洗顔剤，化粧水，保湿クリームなど）は刺激物・増悪因子にもなりうるので，刺激感を自覚しない製品を使用するように推奨する．細菌混入や増殖を避けるために，化粧品などは定期的に新しいものに交換する．スポンジよりも，ブラシのほうが洗浄しやすく清潔を保ちやすいので，細菌感染を防ぐためにもブラシでの化粧を勧める．

c）サンスクリーン

日光曝露は主要な増悪因子であるので，必要に応じてサンスクリーンを使用することを指導する．サンスクリーンそのものが刺激物とならないことの確認も指導する．

3　酒皶患者の治療

a）紅斑・血管拡張型

拡張血管の対処を考慮する．

1）レーザー治療による毛細血管拡張・紅斑の改善：500〜600 nm 色素レーザー，長パルス幅色素レーザー，532 nm KTP（カリウム・チタン・リン）レーザー，intense pulsed light など．

2）α_2作動薬（clonidin），β阻害薬（nadololなど）による末梢血管収縮を図る．欧米では，2013年から α_2作動薬の外用剤であるブリモニディン外用剤が紅斑・血管拡張型酒皶に対し認可されている[9]〜[11]．

3）ホルモン補充療法：閉経に伴う増悪例では婦人科と相談し考慮する．

b）丘疹・膿疱型

抗炎症作用を持つ薬剤を考慮する．筆者はメトロニダゾール外用と低用量ドキシサイクリンの内服療法を中心に行っている．

1）メトロニダゾール（1%フラジール™軟膏，院内製剤）．

2）アゼライン酸（15〜20%軟膏・クリーム：日本では医薬部外品として20%クリームが入手可能）．

3）イオウ剤（10% sodium sulfacetamide- 5% sulfur 混合剤）．日本未承認．

4）低用量ドキシサイクリン（ビブラマイシン™，50〜100 mg/日）：抗菌作用より抗炎症作用のために用いる．米国では低用量徐放剤が酒皶治療剤として認可されている．

5）イソトレチノイン内服（Accutane™）：重症例や難治例に対して．日本未承認．

6）外用レチノイド（アダパレン）：外用剤による過度の皮膚乾燥に留意する．

7）ニキビダニ（*Demodex folliculorum*）が多い症例に対して：イベルメクチン内服，クロタミトン外用，硫黄含有剤外用，BHC（ベンゼン・ヘキサクロライド）含有剤外用なども用いられる．外用剤による過度の皮膚乾燥に留意する．

表 3．酒皶の増悪因子

増悪因子	割合（%）
日光曝露	81
心理ストレス	79
高気温の天候	75
風	57
激しい運動	56
アルコール摂取	52
熱い風呂	51
低気温の天候	46
香辛料のきいた食物	45
湿気	44
暖かい室内	41
特定のスキンケア用品	41
熱い飲み物	36
特定の化粧品	27
医薬品	15
病気などの健康状態	15
特定の果物	13
マリネされた肉	10
特定の野菜	9
日用品	8
その他	24

National Rosacea Society による1066人の酒皶患者調査結果より
(http://www.rosacea.org/patients/materials/triggersgraph.php, Accessed Apr 1, 2015)

c）腫瘤型

外観の形成が考慮される．

1）外科的治療（凍結療法，皮膚剝削術，電気療法，切除＋植皮術）．

2）レーザー治療（炭酸ガスレーザー，YAGレーザー）．

文　献

1) Berg M, Liden S：An epidemiological study of rosacea. *Acta Derm Venereol*, **69**：419-423, 1989.
2) Herr H, You CH：Relationship between *Helicobacter pylori* and rosacea：it may be a myth. *J Korean Med Sci*, **15**：551-554, 2000.
3) Zhang H, Liao W, Chao W, et al：Risk factors for sebaceous gland diseases and their relationship to gastrointestinal dysfunction in Han adolescents. *J Dermatol*, **35**：555-561, 2008.
4) Zhao YE, Wu LP, Peng Y, et al：Retrospective analysis of the association between Demodex infestation and rosacea. *Arch Dermatol*, **146**：896-902, 2010.
5) Wilkin J, Dahl M, Detmar M, et al：Standard classification of rosacea：Report of the National Rosacea Society Expert Committee on the Classification and Staging of Rosacea. *J Am Acad Dermatol*, **46**：584-587, 2002.
6) Wilkin J, Dahl M, Detmar M, et al：Standard grading system for rosacea：report of the National Rosacea Society Expert Committee on the classification and staging of rosacea. *J Am Acad Dermatol*, **50**：907-912, 2004.
7) Wilkin JK：Use of topical products for maintaining remission in rosacea. *Arch Dermatol*, **135**：79-80, 1999.
8) Wilkin JK：The red face：flushing disorders. *Clin Dermatol*, **11**：211-223, 1993.
9) Moore A, Kempers S, Murakawa G, et al：Long-term safety and efficacy of once-daily topical brimonidine tartrate gel 0.5％ for the treatment of moderate to severe facial erythema of rosacea：results of a 1-year open-label study. *J Drugs Dermatol*, **13**：56-61, 2014.
10) Fowler J Jr, Jackson M, Moore A, et al：Efficacy and safety of once-daily topical brimonidine tartrate gel 0.5％ for the treatment of moderate to severe facial erythema of rosacea：results of two randomized, double-blind, and vehicle-controlled pivotal studies. *J Drugs Dermatol*, **12**：650-656, 2013.
11) Fowler J, Jarratt M, Moore A, et al：Once-daily topical brimonidine tartrate gel 0.5％ is a novel treatment for moderate to severe facial erythema of rosacea：results of two multicentre, randomized and vehicle-controlled studies. *Br J Dermatol*, **166**：633-641, 2012.

《ニキビと診断するにあたって》

2 ニキビ（尋常性痤瘡）と鑑別すべき代表的な疾患
3）新生児痤瘡の臨床，診断と治療法

五十嵐敦之

◆ Key point ◆

1. 新生児痤瘡は生後2週ないし4週後から主として男児の顔面，特に頬部，前額部にみられる疾患である．
2. 面皰で初発し，次いで粟粒大の紅色丘疹や膿疱を毛包一致性に形成する．思春期の痤瘡と異なり，部位はほとんど顔面のみで背部，胸部に生じることはない．
3. 数週〜数か月の間に自然消退するため治療は不要であり，不用意な外用剤の使用はかえって症状を悪化させることがある．
4. 患児は思春期にニキビを生じやすいといわれている．

　新生児痤瘡の概念

新生児痤瘡（acne neonatorum）という名称は1913年Krausが初めて記載し，臨床的，病理組織学的に尋常性痤瘡と同一であるとした[1]．しかし，本症の概念については発症時期からみて若干の混乱がある．すなわち，WHOにより定義された新生児期（生後4週間）に初発した痤瘡に限定するのか，新生児期を過ぎて生後3か月あるいはそれ以降に初発したものも含めるかという点である．後者を新生児痤瘡と区別して乳児痤瘡（acne infantum）と呼ぶ考えもあるが[2]，発症機序，臨床症状に本質的な差異はないと考えられ，生後3か月までに発症した痤瘡を新生児痤瘡と呼ぶことも多い．

　発症頻度，性差

本症の発症頻度は文献上極めて稀とされていたが，実際はさほど稀な疾患ではなく，新生児の20％程度に認められるという[3]．本疾患の報告が少ない理由は，新生児，乳児は小児科，産婦人科を受診する機会が圧倒的に多く，皮膚科医の目に触れない点が第一に挙げられ，また本疾患が一過性のために見過ごされたり，湿疹や汗疹など他の疾患と誤診されたりするためであろう．

本疾患は圧倒的に男児に多く，女児の5倍ほど発症しやすいといわれている．その理由は痤瘡の発症機序に関係する性ホルモンの分泌に原因があるとされている．

C 発症機序

新生児痤瘡の発症機序は尋常性痤瘡のそれと同様，毛包脂腺の機能亢進，皮膚常在菌のリパーゼによる遊離脂肪酸の産生，毛包漏斗下部の角化亢進，皮脂の毛包内貯留とそれに引き続き起こる炎症反応にあるとされている．新生児では一過性の

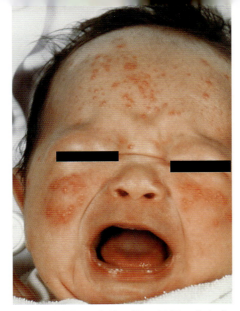

図 1. 症例1：生後2週の男児に生じた新生児痤瘡
頬部，前額部に毛包一致性の小丘疹，膿疱が認められる．

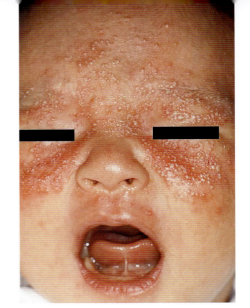

図 2. 症例2：生後2週の男児
膿疱が集簇する．

皮脂腺分泌亢進があり，皮脂量は極めて多く，いわゆる脂漏状態を呈しているが，これが大きな病因の一つと考えられる．皮脂分泌は新生児期では男女ともに活発であるが，生後6か月ごろまでに急速に減少し，思春期になると再び増加し始め，女性では閉経後に減少するが，男性は70歳ごろまで皮脂分泌が活発である．

しかし，ホルモン動態に関しては尋常性痤瘡と若干異なると考えられる．男性ホルモンが皮脂腺の機能を亢進し，毛包漏斗の角化を促進し痤瘡の発症に深く関与しているのは周知の事実であるが，尋常性痤瘡においては自分の体内において産生された男性ホルモンが皮膚に運ばれ，脂腺において酵素による変換を受けて作用するものと考えられている．一方，新生児痤瘡においては，母体由来の男性ホルモンと自身が産生する男性ホルモンの2つが関与すると考えられる．新生児期においては母体由来の残存男性ホルモンが主役となると思われるが，生後数か月までの乳児期ではなんらかの理由による患児の睾丸，もしくは副腎皮質からの男性ホルモン分泌亢進が原因と推察される．男児においては生後1～数か月の間，女児に比して血清テストステロン値の上昇が認められ，本疾患が男児に多いという事実に矛盾しない．

D 臨床症状

生後2週ないし4週後から，主として男児の顔面，特に頬部，前額部に面皰が初発し，次いで粟粒大の紅色丘疹や膿疱を毛包一致性に形成する（図1，2）．一方，山本は肉眼では新生児痤瘡には面皰は認めがたいと述べているが，その理由として，脂腺の機能変化が長くは存在せず，汚れが付着しがたく，しかも新生児の皮膚が薄く，角層も非常に薄いために面皰形成に至らないためとしている[3]．思春期の痤瘡と異なり，部位はほとんど顔面のみで背部，胸部に生じることはなく，また硬結や囊腫を形成することも少ない．

経過は数週～長くて数か月の間に自然消失し，後に瘢痕を残すこともほとんどない．

E 鑑別診断

新生児脂腺肥大症：新生児の鼻背に黄白色の粟粒大小丘疹が集簇してみられるもので，炎症症状はない．

汗疹：発汗により生じるもので，粟粒大小丘疹，漿液性丘疹として認められる．炎症症状を伴うが面皰を欠き，顔面以外の頸部，腋窩，陰股部などにもみられる点が新生児痤瘡と異なる．

油性痤瘡：ベビーオイル，ワセリンなどの油性外用剤の過度の使用により生じる痤瘡様皮疹であるが，顔面以外の体幹にも生じ，原則として面皰は存在しない．外用の既往により診断できる．

稗粒腫：顔面，特に鼻部，頬部にみられる孤立性の白色調の小丘疹で炎症症状や面皰は伴わない．

新生児中毒性紅斑：生後1日〜2週後までに，主に満期産児にみられるもので，顔面，体幹，四肢の大小不同の浮腫性紅斑，丘疹，膿疱を生じる．数日で自然消退し，特に治療の必要はない．

乳児脂漏性湿疹：顔面，頭部にみられ，落屑，痂皮を伴うが面皰は伴わない．

その他の湿疹：石鹸，衣類，外用剤などによる顔面の接触皮膚炎も鑑別の対象となる．

Neonatal cephalic pustulosis：新生児の痤瘡様皮疹を鏡検ないし培養するとマラセチアが検出され，抗真菌剤であるケトコナゾール外用が有効であったことから，新生児痤瘡と呼ばれてきた疾患は痤瘡の一型ではなく，マラセチアによる真菌感染症である neonatal cephalic pustulosis という概念が提唱された[4)5)]．新生児痤瘡が顔面に限局するのに対して，本症は顔面のみならず頸部，上胸部にも皮疹がみられ，面皰形成は稀だといわれている．もっとも，両者の異同については議論もあり，臨床的には区別できるものではなく，無治療でも改善することから本態が同一であるという意見も強い[6)]．

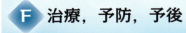

F 治療，予防，予後

自然治癒するものであるので，一般には特に治療の必要はない．湿疹などと誤診して外用薬を用いるとかえって治癒が遷延することがある．石鹸による洗顔は皮脂を減少させるのでよいが，ベビーオイルは用いないほうがよい．微温湯と石鹸を用いて毎日十分に洗顔を行っても軽快しない場合には，直接鏡検を行いマラセチアが認められれば抗真菌外用薬を用いて治療するのもよいかもしれない[7)]．

発症の予防には新生児早期からの正しいスキンケアが有用であるとされる[6)]．洗浄剤を用いて顔面を洗い乳液で保湿することにより，皮膚の皮脂量が適度に保たれ，新生児痤瘡はもとより，すべての新生児生理的皮膚変化の予防が可能であるという[3)]．

新生児痤瘡の患児は思春期になるとニキビが生じやすいといわれており，筆者の臨床経験からもそう思えるが，はっきりとした統計的，疫学的報告があるわけではない．

文献

1) 川上理子, 肥田野信：新生児痤瘡. 皮膚病診療, **1**：309-312, 1979.
2) 朝田康夫：新生児痤瘡. 産婦人科 MOOK, **36**：82-86, 1986.
3) 山本一哉：痤瘡・痤瘡様発疹＜臨床例＞新生児痤瘡. 皮膚病診療, **35**：239-242, 2013.
4) Niamba P, Weill FX, Sarlangue J, et al：Is common neonatal cephalic pustulosis (neonatal acne) triggered by *Malassezia sympodialis*? *Arch Dermatol*, **134**：995-998, 1998.
5) Bernier V, Weill FX, Hirigoyen V, et al：Skin colonization by Malassezia species in neonates：a prospective study and relationship with neonatal cephalic pustulosis. *Arch Dermatol*, **138**：215-218, 2002.
6) 佐々木りか子：男性・女性両方に現れる疾患 新生児痤瘡. *Visual Dermatology*, **5**：694-695, 2006.
7) 赤松浩彦：小児の発疹の診かた 新生児痤瘡. 小児内科, **42**：108-110, 2010.

《ニキビと診断するにあたって》

2 ニキビ（尋常性痤瘡）と鑑別すべき代表的な疾患
4）マラセチア毛包炎の臨床，診断と治療法

清　佳浩

◆ Key point ◆
1. 痒みのある赤い丘疹が首や上背部などに出てきたらマラセチア毛包炎を疑おう．
2. ニキビに対する通常の治療をしても，全く効果がない場合もマラセチア毛包炎を疑おう．
3. 暑い季節や日焼けの後に急に赤い丘疹が出てきたらマラセチア毛包炎を疑おう．
4. 通常のニキビと場所がやや異なる場合はマラセチア毛包炎を疑おう．

マラセチア毛包炎とは

　1968年にGrahamは，難治性の痤瘡もしくは毛包炎にPityrosporum ovaleに一致する酵母様真菌を検出し，ピチロスポルム毛包炎という疾患概念を示した[1]．その後，1971年に彼らはその概念を詳細に記載した．1973年にはPotterらが本疾患は見過ごされやすいが，稀な疾患ではないことを強調し[2]，以来多くの報告が続いている．本邦でも既に1977年に宗により本症の存在が示唆されていたが，詳細な記載は1980年佐藤などの報告を嚆矢とするようである[3]．

B 機　序

　マラセチア属真菌は皮膚の常在真菌で，全身に分布していることが判明しているが，頭部，顔面，胸部，背部には特に多く分布している．この菌によって生じる疾患には，真の感染症である癜風，マラセチア毛包炎，マラセチア敗血症と，癜風関連疾患としてフケ症および脂漏性皮膚炎，顔面・頸部のアトピー性皮膚炎，尋常性乾癬などがある．マラセチア属真菌は現在では14菌種が認められている[4]．本症の起因菌種はまだ決定されていないが，おそらくM. globosaであろうと思われる．

　マラセチア毛包炎は高温多湿や多汗，さらには衣類や油脂で毛包が覆われることでマラセチアが毛包内で増殖して生じる．また，ステロイドの使用ないしは抗生物質の使用により，菌交代現象などの機序により毛包内に常在しているマラセチアが増殖するため，そのような際に痤瘡様皮疹がみられた場合，本症を疑って鏡検することが重要である．

C 臨床症状

　尋常性痤瘡に類似し，背部と上胸部に好発し，肩，頸，上腕，側腹部さらには顔面にも認められる．個疹はドーム状の単一な紅色丘疹が特徴で（図1），膿疱化することもあるが尋常性痤瘡と異なり面皰はほとんどみられない．面皰を欠くことがニキビと異なるといわれているが，個疹をみただけでは鑑別は困難である．症例によっては躯幹・頸

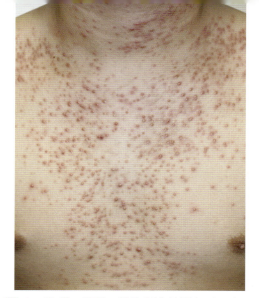

図 1. 19 歳，男性．抗生剤を外用していたが効果ないため来院．瘙痒あり

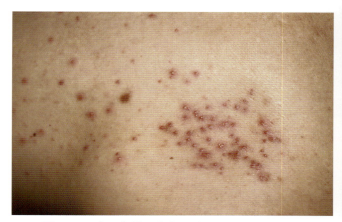

図 2. 26 歳，女性．胸部の痒みのある紅色丘疹

部・上腕などの尋常性痤瘡とはやや異なる部位に認められることもある．その他の特徴として，瘙痒があることが挙げられる（図2）．多くは春から夏にかけて発症する．また，日光浴後ないしは日焼け後に発症することも知られている．皮膚科受診患者のうち 16% が本症であるというフィリピンでの報告がみられるごとく，熱帯地方では発症頻度が極めて高い疾患である[5]．

D 診　断

マラセチアは常在真菌であるため培養法には診断的価値はない．通常は丘疹を生検して毛包内の胞子を検出することと教科書には記載されているが，実際の臨床の場で生検を行うのは難しい．筆者は，眼科用ピンセットでつまんで毛包漏斗部あたりまで取り出して，染色して胞子を検出している．マラセチアは毛包内では orbiculare 型胞子（球形）がほとんどで菌糸はまず認められないため，染色を行わなければ直接鏡検で気泡と胞子を区別することができない．

＜直接鏡検＞

マラセチア毛包炎では教科書では数回の生検が必要と書いてあるが，実際の外来診療ではなかなか施行できない．我々は水いぼを取るときのように眼科用ピンセットで丘疹をつまんで材料とし，酸性メチレンブルー染色液をかけて数分後に鏡検している．

＜酸性メチレンブルー染色液　組成＞
- 0.2 M 酢酸液・・・・・・・・・・・・・・44.0 ml
- 0.2 M 酢酸ナトリウム・・・・6.0 ml
- 純水・・・・・・・・・・・・・・・・・・・・・・50.0 ml
- メチレンブルー・・・・・・・・・・・・0.06 g

(From Manual of clinical microbiology 4th edition, 1985)[6]

- マラセチアブラックインク：セーラー万年筆（株）で受注生産している．
- Parker black インク-KOH 染色
- ズームブルー染色液
- ギムザ染色
- PAS 染色
- Hemacolor 染色セット，などが用いられる．
- グラム染色

鏡検の際に顕微鏡のコンデンサーを一番上まで上げて絞りを開いて視野を明るくする．このコンデンサーの操作は白癬菌の検出時とは全く異なる．つまり，コントラストを高くするのではなく解像度を上げて観察するということである．この

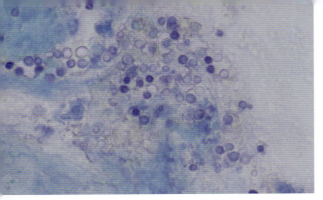

図 3. 酸性メチレンブルー染色を行った1つの丘疹の内容
無数の胞子が認められた．

操作によって胞子が見いだされる．次いで菌要素が見つかったら倍率を上げて（対物レンズ40倍）雪だるまのように単極性に分芽している壁の厚い胞子を確認することが，胞子を観察するコツである．認められる胞子は癜風病巣にみられる球形の胞子と同じだが，菌糸は認められない．胞子が1毛包中10個以上検出されれば陽性と判定するが，通常数十個の胞子が認められる（図3）．

 鑑別診断

鑑別すべき疾患には，真菌・細菌による毛包炎，尋常性痤瘡やステロイド痤瘡がある．これらの疾患との鑑別は毛包炎の膿疱の内容物にマラセチアを証明することで確定診断できる．

 治　療

マラセチア毛包炎の治療に関しては，外用抗真菌薬あるいは内服抗真菌薬による治療成績が報告されている．筆者らが最近5年間で経験した48例のうち41例は抗真菌薬の外用のみで治癒した[7]．従って筆者は本症と診断した症例においては，まず外用抗真菌薬を処方し，効果が得られない症例に対してはイトラコナゾールの内服治療を選択している．本症はマラセチアが皮膚の常在真菌であることよりしばしば再発する．再発防止には衣類や住環境などに気をつけることが重要だが再発を完全に防止するのは困難である．

文　献

1) Graham JH : *Pityrosporum ovale*—in the discussion—. *Arch Dermatol*, **98**：421, 1968.
2) Potter BS, Burgoon CF Jr, Johnson WC : *Pityrosporum folliculitis* Report of seven cases and review of the Pityrosporum organism relative to cutaneous disease. *Arch Dermatol*, **107**：388-391, 1973.
3) 佐藤静生，川口陽子，門馬節子ほか：*Pityrosporum folliculitis* と思われる2例．臨皮，**34**：676-684，1980.
4) 杉田　隆，張　恩実，田中貴文ほか：ヒト皮膚常在真菌 Malassezia の菌叢解析に関する up to date. *Med Mycol J*, **54**：39-44, 2013.
5) Jacinto-Jamora S, Tamesis J, Katigbak ML : *Pityrosporum folliculitis* in the Philippines : diagnosis, prevalence, and management. *J Am Acad Dermatol*, **24**：693-696, 1991.
6) Hendrickson DA : Reagents and stains, Manual of clinical microbiology, American society for microbiology, 1985.
7) 鈴木智香子，下山陽也，篠田大介ほか：マラセチア毛包炎の治療成績．*Med Mycol J*, **53**(Suppl 1)：73, 2012.

《ニキビと診断するにあたって》

2 ニキビ（尋常性痤瘡）と鑑別すべき代表的な疾患

5）ニキビダニ痤瘡（毛包虫性痤瘡）の臨床，診断と治療法

常深祐一郎

◆ Key point ◆

1. ニキビダニは皮脂腺に富む顔面などの毛包に常在している．
2. ニキビダニ症（皮膚毛包虫症）は，ニキビダニ痤瘡（毛包虫性痤瘡）を含む概念であり，毛包虫が過剰に増加して引き起こす毛包炎である．
3. ステロイド外用薬やタクロリムス外用薬が誘因となることがある．
4. 毛包一致性の丘疹や膿疱，小結節が顔面に多発し，痤瘡や酒皶に似ることがある．
5. 丘疹や膿疱の内容物を鏡検し，毛包虫が多数確認されれば本疾患と判断する．
6. 治療は，イオウ・カンフルローション，クロタミトン，γ-BHC，安息香酸ベンジル，ペルメトリンの外用やテトラサイクリン系抗菌薬，メトロニダゾール，イベルメクチンの内服が行われる．

A はじめに

ニキビダニ症（皮膚毛包虫症；demodicidosis）は，ニキビダニ痤瘡（毛包虫性痤瘡；acne demodecica）を含む概念であり[1]，尋常性痤瘡や酒皶の鑑別疾患となる．

B ニキビダニ（毛包虫）

ニキビダニ（広義）は，哺乳類の皮膚のさまざまな分泌腺に寄生し，各哺乳類に特異的なニキビダニがいる．イヌの毛包虫症なども有名である．毛包虫とニキビダニの両方の用語が使用されているが，ニキビダニが学名である[2]．ニキビダニには狭義のニキビダニ（Demodex folliculorum）とコニキビダニ（Demodex brevis）の2亜種がある[1〜9]．毛包に常在しているので毛包虫が存在すること自体は異常ではない．皮脂腺に富む顔面，なかでも鼻唇溝，頤部，前額部，頬部，眼瞼などの毛包に多い．そのほか頭部，外耳道，胸部，乳暈，臀部，外陰部などにも棲息する[1,2,5,8]．生後に皮膚同士の接触により感染すると考えられている[8]．毛包の脂腺導管の開口部より上部に D. folliculorum が複数で，脂腺内部には D. brevis が単独で寄生する[2,7,8]．ニキビダニは0.1〜0.3 mmほどの透明なダニで，4対の脚と長い胴体部からなる（図1）[8]．あまり意識されていないことが多いが病理標本（他疾患で取られたものでも）に含まれる毛包を観察すると，ニキビダニの虫体の縦断面（多くの場合斜め切れ）が観察される（図2）[2]．

C 病態

ニキビダニ症は，ニキビダニ痤瘡を含む概念であるが，ニキビダニが過剰に増加して引き起こす

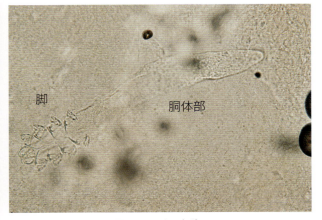

図1. ニキビダニ
毛包内容物の直接鏡検像である．ニキビダニは4対の脚と長い胴体部からなる．
（常深祐一郎：ニキビダニ（毛包虫）．J Visual Dermatol，11：91-92，2012より転載）

毛包炎である[1〜3,5,7,8]．内服または外用ステロイド[3,5]や，タクロリムス外用薬[7,9]が誘因となることがある．HIV感染症に伴った症例も報告されている[10]．

最近，酒皶の病態へのニキビダニの関与が議論されており[7,8]，またタクロリムス外用薬による酒皶様皮膚炎にニキビダニが関与しているという考えもあり，このような毛包虫の数の多い酒皶や酒皶様皮膚炎と，酒皶型のニキビダニ症といわれているものとは重なる可能性がある．

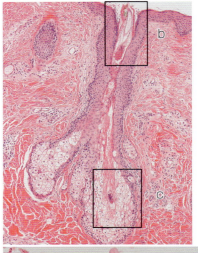

図2.
毛包内でのニキビダニの所在
　a：毛包の含まれる病理組織標本である．
　b：毛包開口部に脚や胴体部が認識でき，複数棲息している（*Demodex folliculorum* と推測される）．
　c：脂腺内部にも虫体がみられる（*Demodex brevis* と推測される）．
（常深祐一郎：ニキビダニ（毛包虫）．J Visual Dermatol，11：91-92，2012より転載）

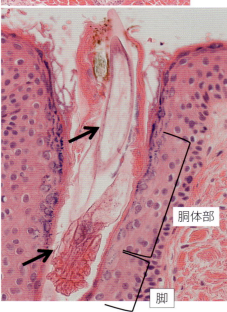
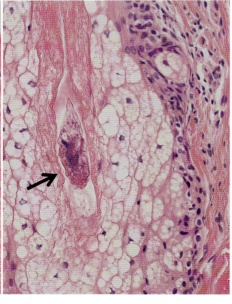

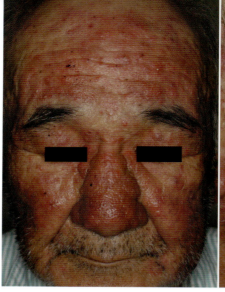
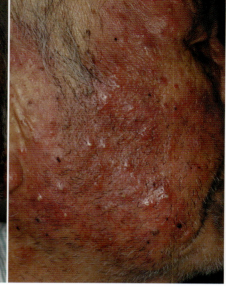

図 3. 酒皶型のニキビダニ症
a：正面像
b：側面像
丘疹や膿疱，小結節が顔面にびまん性に多発している．
(常深祐一郎：ニキビダニ症の特徴と対処法．皮膚科臨床アセット 8 変貌する痤瘡マネージメント（古江増隆，林 伸和編），中山書店，pp. 49-52，2012 より転載)

D 疫　学

思春期以降～中年女性に好発する[5]．

E 臨床症状

毛包一致性の紅暈を伴う丘疹や膿疱，小結節が顔面（特に前額，鼻背，鼻唇溝，頰部，頤部）に多発する（痤瘡型）．痤瘡型の丘疹に加えびまん性に潮紅を伴うこともある（酒皶型）（図3)[3)～5)]．ただし，前述のごとく酒皶や酒皶様皮膚炎におけるニキビダニの関与が議論されており，その観点からはニキビダニの関与のある酒皶や酒皶様皮膚炎といってもよいかもしれない．また，脂漏性皮膚炎などの湿疹様にみえることもある（湿疹型）[4)～6)]．この場合，鱗屑に多数のニキビダニを検出できる[5)]．四肢体幹に毛孔一致性の小丘疹が散発することもある（疥癬型）．その他，眼瞼炎型，毛瘡型，水疱型，膿痂疹型などもある[1)3)5)6)]．

F 検査・診断

丘疹や膿疱の内容物（圧出する）や鱗屑をKOHにて鏡検する．1毛包に毛包虫が5匹以上確認されれば本疾患と判断する（図4)[1)3)5)7)]．常在性なので1匹や2匹見つかるだけでは，原因かどうかの

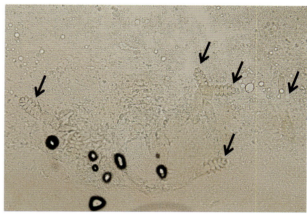

図 4. 毛包虫症の鏡検像（図3の症例）
1つの毛包内容物の鏡検像．5匹の虫体がみられる（矢印）．
(常深祐一郎：ニキビダニ症の特徴と対処法．皮膚科臨床アセット 8 変貌する痤瘡マネージメント（古江増隆，林 伸和編），中山書店，pp. 49-52，2012 より転載)

判断は難しい．酒皶や酒皶様皮膚炎に対してタクロリムス外用薬が使用されるが，酒皶や酒皶様皮膚炎のようにみえる皮疹に，タクロリムス外用薬を外用して症状が悪化した際には，毛包虫症（の酒皶型）を疑って検査を行う必要がある[7)9)]．

鑑別疾患は，尋常性痤瘡，酒皶，酒皶様皮膚炎，口囲皮膚炎，脂漏性皮膚炎，顔面播種状粟粒性狼瘡，毛瘡，疥癬などである[5)]．

G 治　療

洗顔を励行する．イオウ・カンフルローション，

クロタミトン，γ-BHC，安息香酸ベンジルの外用を行う[1,3~5,7]．テトラサイクリン系の抗菌薬やメトロニダゾールの内服も行われている[1,3,5,9]．また，イベルメクチンの内服[6,10~12]やペルメトリンクリームの外用[5,10,11,13]の有効性も報告されている．

本邦では疥癬治療薬として5％フェノトリンローションが承認された．フェノトリンとペルメトリンは極めて類似している．ニキビダニにペルメトリンが効果があることから，フェノトリンにも効果があることが推測される．

ただし，これらいずれの薬剤もニキビダニ症に対する保険適用はない．ペルメトリンクリームは本邦未承認である．安息香酸ベンジルは試薬であり，院内製剤として，医師の責任の下で患者に十分説明したうえで使用する．γ-BHCは，ストックホルム条約で使用が禁止され使用できない．

文献

1) 常深祐一郎：ニキビダニ症の特徴と対処法．皮膚科臨床アセット8 変貌する痤瘡マネージメント（古江増隆，林 伸和編），中山書店，東京，pp. 49-52, 2012.
2) 常深祐一郎：ニキビダニ（毛包虫）．*J Visual Dermatol*, **11**：91-92, 2012.
3) 黒川一郎，西嶋攝子：毛包虫性痤瘡．最新皮膚科学大系17 付属器・口腔粘膜の疾患（玉置邦彦ほか編），中山書店，東京，pp. 134-135, 2002.
4) 上野賢一，大塚藤男：ニキビダニ痤瘡．MINOR TEXTBOOK 皮膚科学，第8版，金芳堂，京都，p. 629, 2006.
5) 大滝倫子：ニキビダニ症．最新皮膚科学大系16 動物性皮膚症 環境因子による皮膚障害（玉置邦彦ほか編），中山書店，東京，pp. 67-69, 2003.
6) 滝脇弘嗣：湿疹・眼瞼炎型毛包虫症の1例．臨皮，**58**：754-756, 2004.
7) 沼田茂樹，松永佳世子：タクロリムス軟膏外用後に生じたニキビダニ痤瘡．皮膚病診療，**34**：245-248, 2012.
8) 永尾 淳，須貝哲郎，安永千尋ほか：外来患者における毛包虫寄生の検討．臨皮，**55**：109-112, 2001.
9) 小泉直人，森原 潔，末廣晃宏ほか：タクロリムス軟膏外用が悪化の誘因と考えられた皮膚毛包虫症の4例．皮膚臨床，**48**：1185-1188, 2006.
10) Aquilina C, Viraben R, Sire S：Ivermectin-responsive *Demodex* infestation during human immunodeficiency virus infection. A case report and literature review. *Dermatology*, **205**：394-397, 2002.
11) Damian D, Rogers M：*Demodex* infestation in a child with leukaemia：treatment with ivermectin and permethrin. *Int J Dermatol*, **42**：724-726, 2003.
12) Forstinger C, Kittler H, Binder M：Treatment of rosacea-like demodicidosis with oral ivermectin and topical permethrin cream. *J Am Acad Dermatol*, **41**：775-777, 1999.
13) Karincaoglu Y, Bayram N, Aycan O, et al：The clinical importance of *Demodex folliculorum* presenting with nonspecific facial signs and symptoms. *J Dermatol*, **31**：618-626, 2004.

《ニキビと診断できれば》

3 発症機序を理解する

黒川一郎

◆ Key point ◆

1. ニキビは面皰に始まり，炎症性皮疹へ移行し，ときに瘢痕，肉芽病変を形成する．これら一連のニキビの病態の臨床，病理組織所見，発症メカニズムを理解することは複雑であるが，極めて興味深い．皮脂分泌の亢進，内分泌的因子，毛包漏斗部の角化異常，ニキビ桿菌の増殖と炎症はそれぞれが独立しているわけではなく，複雑に相関して，ニキビの病態を形成している．近年，さまざまな視点から発症機序の解明がなされてきた．
2. この多様なニキビの発症機序の理解は，ニキビの治療を考えるうえで非常に重要である．

A ニキビの臨床症状の過程

ニキビの初発疹は面皰であり，ニキビは面皰から始まる．面皰とは毛包内で漏斗部の角化が起こっている状態である．厳密に言えば，ニキビは肉眼的に見えない微小面皰から既に始まっている．微小面皰とは病理組織で表皮は正常であるが，毛包内で角化が認められる状況である（図1）[1]．微小面皰はその後，肉眼で見える2種類の面皰に移行する．すなわち，毛孔が閉鎖している面皰である閉鎖面皰（白色面皰；白ニキビ），毛孔が開大している開放面皰（黒色面皰；黒ニキビ）の2種類である．閉鎖面皰は炎症性皮疹である赤色丘疹（赤ニキビ），膿疱（黄色ニキビ）へと移行しやすい[2]．面皰の毛包壁が拡張すると囊腫が形成される．毛包壁が破れると皮下膿瘍，皮下硬結となり，角質，毛，細菌などの異物が真皮に流出すると生体はそれらを異物として認識するため，異物肉芽反応が起こる．その結果，瘢痕，ケロイドが生じる．

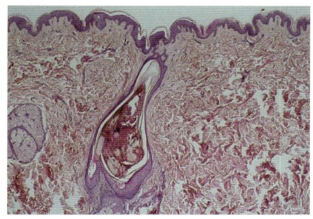

図 1. 微小面皰の病理組織
表皮は正常であるが，毛包内に角化が認められる．

以上が尋常性痤瘡の一連の臨床症状の過程と考えられる．

B ニキビの病理所見の過程

病理組織学的所見について述べてみる．

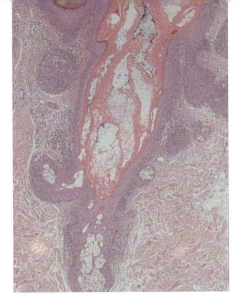

図2. 炎症性皮疹の病理組織所見

　面皰の角化異常では貯留性角化という角層が剝がれにくい角化が起こっている[3]．毛包漏斗部の角化は角層細胞が，お互いの細胞が糊でくっついたように剝がれにくい状態になって，脱落しにくい固着性の角化（貯留角化）という状態になっている．電子顕微鏡では表皮の顆粒層にあるケラトヒアリン顆粒の数が増え，大きさも増大していることが報告されている[4]．

　開放面皰の黒色は表皮，毛包漏斗部の基底層のメラニンの増加によるものと考えられている．

　ニキビは脂腺性毛包という毛包で起こる[3]．毛包には3種類あり，第1の"軟毛性毛包"は，いわゆる「うぶ毛」で毛包は小さく，毛は短く，細く，皮脂腺も小さいのが特徴である．第2はニキビの生じる"脂腺性毛包"という大きな多房性の皮脂腺を有する毛包で，毛は短く，毛孔の出口（毛包漏斗部）が詰まりやすい性質がある．この脂腺性毛包が顔面，前胸部，上背部に多く存在するため，ニキビはこの部位に好発する．第3は"終毛性毛包"という毛包で，毛包は大きくて，毛は太く，長く，皮脂腺は小さく，頭の毛などで，この毛包は詰まりにくい特徴がある．ニキビでは脂腺性毛包内で角化物質が貯留し，ニキビ桿菌の増殖が生じると炎症性病変に移行する．

　炎症性皮疹では毛包壁に最初にリンパ球の浸潤がみられる（図2）．その後，好中球の浸潤がみられ，膿疱が形成される．

　毛包壁が破壊されると破裂して，角化物質，毛，細菌などが真皮内に漏出する．それらが異物として認識され，異物肉芽反応が起こり，異物巨細胞として認められる．

C　ニキビの発症機序

　ニキビの病態は以前より，皮脂分泌の亢進，男性ホルモンの感受性の亢進，毛包漏斗部の角化異常，ニキビ桿菌の増殖とそれによる炎症の4つの因子が重要と考えられている[1]．それぞれの側面から発症機序を考えてみる．ただし，この4つの因子は独立して病態に関与しているのではなく，お互いに相関し，病態形成に関与していることをあらかじめ述べておく．

1）角化（毛包漏斗部の角化異常）
2）細菌（ニキビ桿菌の増殖と炎症）
3）ホルモン（男性ホルモンの感受性亢進）
4）皮脂（皮脂分泌の亢進）

図3にニキビの病態の概要をまとめる．

1　角　化

　ニキビは毛包漏斗部の角化で始まり，面皰が形成されると考えられている．角化の原因については明らかになりつつあることも多いが，まだまだ明らかになっていない部分も多い．ニキビは脂腺性毛包という舞台で発症するが，角化は毛包漏斗部の表皮細胞の分化の異常がある．表皮細胞は上皮細胞の骨格であるケラチンを有している．ニキビの漏斗部ではケラチン6，16，17が増加し，過増殖状態である[5]．角化異常の原因として，角化の最終段階の指標でケラトヒアリン顆粒の主要素であるフィラグリンの過剰な発現が関与している[6]．また，サイトカインの側面からは毛包漏斗部におけるIL-1αの増加が角化に関与している[7]．IL-1αの上昇については男性ホルモンが毛包漏斗部に作用して，このIL-1αの上昇が起きるという報告がある[7]．

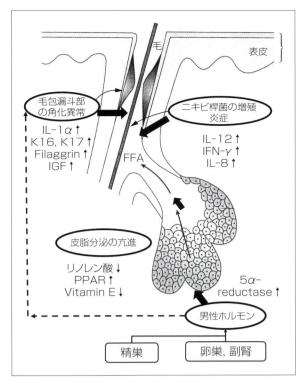

図 3. ニキビの発症機序のまとめ

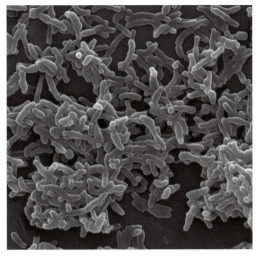

図 4. P. acnes の走査型電子顕微鏡写真

角化とニキビ桿菌（Propionibacterium acnes；P. acnes）との関連では P. acnes がインシュリン様成長因子（insulin-like growth factor（IGF）-1）を活性化し，IGF-1 受容体に作用して，面皰を形成するという報告がある[8]．

以前より P. acnes がリパーゼを産生して，皮脂腺からのトリグリセリドを遊離脂肪酸に分解し，面皰が形成されると考えられている[3]．

最近，過酸化脂質（スクアレンの過酸化），ビタミン E の減少，単不飽和脂肪酸の存在がケラチノサイトの増殖，分化，角化へ関与[9]していると考えられている．さらにペルオキシゾーム増殖因子活性化受容体（peroxisome proliferators activated receptor；PPAR）の活性化が，皮脂腺導管部の角化，増殖を起こしていることも示唆されている[9]．

角化と皮脂成分の関係ではニキビの患者でリノレン酸が減少し，角化異常が起こる[10]と考えられている．

以前より，ニキビの角化が先行し，炎症が後で起こると考えられていたが，Jeremy らはニキビの早期病変では前炎症性サイトカインが産生さ

れ，血管内皮細胞を活性化して，その後，角化が起こり，面皰が形成されると報告している[11]．

開放面皰，閉鎖面皰の形成の発症機序についてはまだ不明である．面皰母斑において，閉鎖面皰でフィラグリンの発現の増加がみられているが[12]，どのような機序によって，このような現象が起きているかは不明で今後解明されるべき課題の一つである．

2 細 菌

ニキビの皮膚病巣からは Propionibacterium acnes（P. acnes），Propionibacterium granulosum（P. granulosum），Propionibacterium avidum（P. avidum），Coagulase negative Staphylococcus などが検出されるが，特に P. acnes がニキビの病態に密接に関わっている．P. acnes は皮膚の常在菌で正常の皮膚にも存在する．P. acnes はグラム陽性桿菌であり，通性嫌気性菌で酸素の少ない毛包の深部に多く存在する．また，脂質を好む細菌で[1]，走査型電子顕微鏡の写真を**図 4** に示す．

ニキビは感染症ではないが，P. acnes が深く関わっていることを述べてきた．常在菌である P. acnes がニキビの病態と関わっているかは長年の謎であった．近年，Toll-like receptor（TLR）を介した自然免疫に関する側面から画期的に研究が進み，P. acnes とニキビの病態との関わりが明らかにされつつある[13]．

P. acnes とサイトカインの関係について，P.

acnes はランゲルハンス細胞にある Toll like receptor-2 を介して，IL-12 を産生し，IL-18 の存在下でナイーブT細胞を活性化して，IFN-γ を産生し，炎症を起こすという Th1 型の反応が起きる[14]．この反応により炎症性皮疹である赤色丘疹が生じる[13]．また，P. acnes は毛包漏斗部の上皮細胞の TLR-2 を介して，好中球を引き寄せる IL-8（好中球走化性因子）を誘導すると考えられている[13]．その結果，毛包壁に好中球が集積し，黄色い膿疱が生じる．また，P. acnes は細胞外基質分解酵素であるマトリックスメタロプロテアーゼ（matrix metalloproteinase；MMP）-2 を産生し，瘢痕形成に関わっている[15]．

また，P. acnes はさまざまな菌体外酵素を産生する．リパーゼは皮脂成分のトリグリセリドを分解し，遊離脂肪酸が生じ，面皰形成に関わる．ヒアルロニダーゼは毛包壁の破壊を引き起こす[1]．また，活性酸素を産生して，炎症にも密接に関与している[16]．

宿主の P. acnes に対する免疫反応の要因がニキビの Th1 型の炎症により重要な役割を果たしている報告がある[14]．

一方，P. acnes が炎症のみならず，角化に関与しているとの報告もある[17]．P. acnes と皮脂の関係ではハムスターでの実験で P. acnes が皮脂腺に作用し，皮脂分泌亢進，皮脂腺細胞の増殖をもたらすことも報告されている[18]．

3 皮脂とホルモン

ニキビは皮脂分泌の亢進が関与しているのは明らかであり，ニキビの患者は油性の脂漏という皮脂分泌が亢進したオイリースキンが多い．しかしながら，必ずしもすべてのニキビの患者がオイリースキンではない．ニキビの重症度と単位面積あたりの皮脂分泌量が相関することが報告されている[19]．

ニキビの発症は女児で 12～13 歳，男児で 13～14 歳で発症する．この思春期に主に男性ホルモンの分泌が増え，皮脂分泌の亢進が起きる．ただし，血中の男性ホルモンの量はニキビの患者で有意に上昇しているわけではなく，男性ホルモンに対する感受性が亢進するためと考えられている[1]．男性ホルモンは男性の場合，精巣で産生され，女性の場合は副腎，卵巣からデヒドロエピアンドロステロンが分泌され，代謝されて，男性ホルモンに転換されると考えられている[1]．男性ホルモンは皮脂腺にある 5α-reductase によって，5α-ジヒドロテストステロン（dihydrotestosterone；DHT）に転換され，男性ホルモン受容体に働き，皮脂分泌の亢進が起こる．ニキビの病巣では 5α-reductase が健常人よりも高値であるため，5α-DHT が増加し，皮脂分泌が亢進する[20]．すなわち，end organ responsive theory という男性ホルモンに対する反応性の差によって，皮脂分泌の亢進が起きると考えられている[1]．

皮脂は皮脂腺細胞で産生され，皮脂腺導管を通って，毛包管に流入し，毛孔を経て，皮膚表面に到達する．皮脂は皮膚の保護作用，緩衝作用，殺菌作用，排泄作用などの重要な機能を担っている．皮脂の構成成分はトリグリセリド，ジグリセリド，遊離脂肪酸（free fatty acid；FFA），スクアレン，ワックスエステルなどから構成されている．皮脂腺で産生された皮脂はニキビ桿菌（P. acnes）のリパーゼによって FFA に分解される．この FFA に面皰の形成作用があると考えられている[3]．

ニキビにおける皮脂の成分について，皮脂成分の分析でリノレン酸の減少がニキビの発症に関与していることを明らかにしている[10]．

近年，皮脂の成分で過酸化脂質の産生がニキビの炎症に関与していると注目されている[9]．スクアレンの過酸化，ビタミンEの減少がケラチノサイトの増殖，分化に影響を与え，皮脂腺導管部，毛包漏斗部の異常な角化を誘導することが考えられている[9]．

また，過酸化脂質が前炎症性サイトカインの産生を促し，PPAR を活性化し，炎症を起こすことが報告されている[21]．また，PPAR は皮脂腺細胞の分化，角化に関与していると考えられている[21]．

4 その他

皮脂腺は脳下垂体からの副腎皮質刺激ホルモン（corticotrophin releasing hormone；CRH）の影響を受けている。

CRHは皮脂産生を促進し，ニキビ，特にストレス性の痤瘡の発症・悪化に関与していると考えられている[22]。その他，α-メラニン細胞刺激ホルモン（melanocyte stimulating hormone；MSH）は皮脂産生を促進する[22]。抗菌ペプチドの痤瘡における役割と応用も明らかにありつつある[23]。

D まとめ

ニキビの発症機序について，近年，めざましい研究がなされており，今回，言及できていない報告が多々ある。病態を発症機序から理解することにより，薬剤の作用機序を考えた治療に結びつけることができ，非常に有用であると考える。さらなるニキビの病態研究の発展によって，今後の新しい治療が生まれることを期待したい。

文 献

1) 黒川一郎，西嶋攝子：尋常性痤瘡．最新皮膚科学大系 第17巻（玉置邦彦総編集），中山書店，東京，pp. 117-130，2002．
2) 渡辺晋一：尋常性痤瘡の診断のポイント．皮膚科臨床アセット 第8巻 変貌する痤瘡マネージメント（古江増隆，林 伸和編），中山書店，東京，pp. 18-23，2011．
3) Plewig G, Kligman AM：Acne & Rosacea, 3rd ed, Springer, Berlin, 2000.
4) Knutson DD：Ultrastructural observations in acne vulgaris：the normal sebaceous follicle and acne lesions. *J Invest Dermatol*, **62**：288-307, 1974.
5) Hughes BR, Morris C, Cunliffe WJ, et al：Keratin expression in pilosebaceous epithelia in truncal skin of acne patients. *Br J Dermatol*, **134**：247-256, 1996.
6) Kurokawa I, Mayer-da-Silva A, Gollnick H, et al：Monoclonal antibody labeling for cytokeratins and filaggrin in the human pilosebaceous unit of normal, seborrhoeic and acne skin. *J Invest Dermatol*, **91**：566-571, 1988.
7) Downie MM, Sanders DA, Kealey T：Modelling the remission of individual acne lesions *in vitro*. *Br J Dermatol*, **147**：869-878, 2002.
8) Isard O, Knol AC, Ariès MF, et al：*Propionibacterium acnes* activates the IGF-1/IGF-1R system in the epidermis and induces keratinocyte proliferation. *J Invest Dermatol*, **131**：59-66, 2011.
9) Kurokawa I, Danby FW, Ju Q, et al：New developments in our understanding of acne pathogenesis and treatment. *Exp Dermatol*, **18**：821-832, 2009.
10) Downing DT, Stewart ME, Wertz PW, et al：Essential fatty acids and acne. *J Am Acad Dermatol*, **14**(2 Pt 1)：221-225, 1986.
11) Jeremy AH, Holland DB, Roberts SG, et al：Inflammatory events are involved in acne lesion initiation. *J Invest Dermatol*, **121**：20-27, 2003.
12) Kurokawa I, Nakai Y, Nishimura K, et al：Cytokeratin and filaggrin expression in nevus comedonicus. *J Cutan Pathol*, **34**：338-341, 2007.
13) Kim J：Review of the innate immune response in acne vulgaris：activation of Toll-like receptor 2 in acne triggers inflammatory cytokine responses. *Dermatology*, **211**：193-198, 2005.
14) Sugisaki H, Yamanaka K, Kakeda M, et al：Increased interferon-gamma, interleukin-12p40 and IL-8 production in *Propionibacterium acnes*-treated peripheral blood mononuclear cells from patient with acne vulgaris：host response but not bacterial species is the determinant factor of the disease. *J Dermatol Sci*, **55**：47-52, 2009.
15) Choi JY, Piao MS, Lee JB, et al：*Propionibacterium acnes* stimulates pro-matrix metalloproteinase-2 expression through tumor necrosis factor-alpha in human dermal fibroblasts. *J Invest Dermatol*, **128**：846-854, 2008.
16) Akamatsu H, Niwa Y, Kurokawa I, et al：Effects of subminimal inhibitory concentrations of minocycline on neutrophil chemotactic factor production in comedonal bacteria, neutrophil phagocytosis and oxygen metabolism. *Arch Dermatol Res*, **283**(8)：524-528, 1991.
17) Akaza N, Akamatsu H, Kishi M, et al：Effects of *Propionibacterium acnes* on various mRNA expression levels in normal human epidermal keratinocytes *in vitro*. *J Dermatol*, **36**：213-223, 2009.
18) Iinuma K, Sato T, Akimoto N, et al：Involvement of *Propionibacterium acnes* in the augmentation

of lipogenesis in hamster sebaceous glands *in vivo* and *in vitro*. *J Invest Dermatol*, **129** : 2113-2119, 2009.
19) Cunliffe WJ, Shuster S : The rate of sebum excretion in man. *Br J Dermatol*, **81** : 697-704, 1969.
20) Thiboutot D, Gilliland K, Light J, et al : Androgen metabolism in sebaceous glands from subjects with and without acne. *Arch Dermatol*, **135** : 1041-1045, 1999.
21) Ottaviani M, Alestas T, Flori E, et al : Peroxidated squalene induces the production of inflammatory mediators in HaCaT keratinocytes : a possible role in acne vulgaris. *J Invest Dermatol*, **126** : 2430-2437, 2006.
22) Ganceviciene R, Böhm M, Fimmel S, et al : The role of neuropeptides in the multifactorial pathogenesis of acne vulgaris. *Dermatoendocrinol*, **1** : 170-176, 2009.
23) Harder J, Tsuruta D, Murakami M, et al : What is the role of antimicrobial peptides (AMP) in acne vulgaris? *Exp Dermatol*, **22** : 386-391, 2013.

スキルアップ！ニキビ治療実践マニュアル

《ニキビと診断できれば》

4 本邦で可能なニキビ治療を知る

吉田朋之，林　伸和

◆ Key point ◆

1. 日本におけるニキビの標準的治療は，面皰に対してはアダパレン外用，炎症性皮疹の軽症〜中等症にはアダパレン外用と抗菌薬の外用の併用，中等症〜重症ではアダパレン外用と抗菌薬内服の併用，そして炎症性皮疹軽快後のアダパレン外用による維持療法である．
2. 現時点ではニキビ瘢痕に対する推奨度の高い治療法はない．従って，ニキビ瘢痕を残さないために早期の積極的な治療や維持療法の継続が望まれる．
3. 日本における調査では，ニキビ患者の医療機関への受診率が非常に低い．また，医療機関に継続受診して維持療法を行っている率も低い．従って，早期の医療機関受診や継続治療の意義に関する患者啓発活動が重要である．

A　はじめに

　ニキビ（尋常性痤瘡）は若者の顔面の症状であり，生活の質（quality of life；QOL）に大きな影響を与える疾患の一つである．しかし，生命予後に影響することがないありふれた疾患ゆえに，十分な治療やスキンケアが行われていないように思われる．一方で，医学的な根拠の不十分な化粧品や栄養食品などによる対処が商業ベースにのって，マスメディアで取り上げられがちである．
　このような商業ベースの対処によって重症の痤瘡患者の受診を遅らせることは避けるべきであり，それを阻止するために我々皮膚科医は，常に十分な根拠を持った治療を実践する必要がある．本稿では日本皮膚科学会策定の尋常性痤瘡治療ガイドライン[1)]をベースにして，日本において実践可能なエビデンスのある標準的な治療を示し，さらに早期の積極的な治療を推進するために，患者啓発の重要性を示す．

B　尋常性痤瘡治療ガイドラインの概要

　尋常性痤瘡治療ガイドラインは，2008年に日本皮膚科学会によって策定された．ガイドラインでは炎症性皮疹や，囊腫・硬結，瘢痕などの主たる症状や重症度に応じて治療法が規定されている．治療アルゴリズムを図1に示す．
　炎症性皮疹が主体の場合の重症度については，アクネ研究会が作成した重症度判定基準[2)]に基づいており，基準写真と皮疹数による判定法がある．皮疹数による分類は，顔面片側につき皮疹の数が5個以下であれば軽症，6〜20個であれば中等症，21〜50個であれば重症，51個以上であれば最重症と規定されている．治療法の推奨度については，それぞれの治療法が有するエビデンスの質や量で

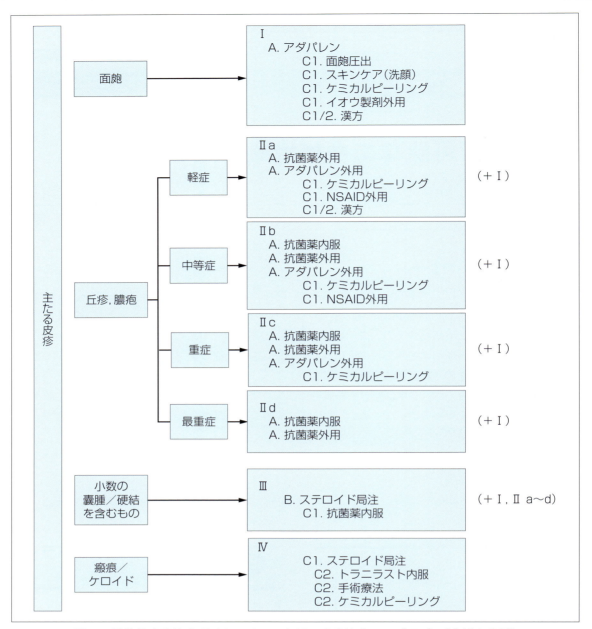

図1. 尋常性痤瘡治療ガイドラインにおける痤瘡治療アルゴリズム（文献1より）

決められている（**表1**）．

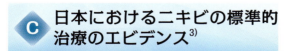

日本におけるニキビの標準的治療のエビデンス[3)]

　尋常性痤瘡治療ガイドラインが策定された時点では，日本におけるエビデンスが十分とはいえず，海外のエビデンスを引用して推奨度を決定していた．本項では，その後，日本で示された痤瘡治療のエビデンスを示し，推奨度の高い治療法について再確認する．

1　アダパレンと外用抗菌薬の併用療法

a）アダパレン外用とクリンダマイシン（ダラシンT®ゲル）外用の併用効果（図2）

　アダパレン外用とクリンダマイシン外用の併用は，アダパレン単独外用に比べ，外用開始後2～12週間後までの2週間ごとのすべての観察において，有意に炎症性皮疹の減少率が高かった．さらに，両群で面皰の減少率や有害事象の発生率に

表 1. 尋常性痤瘡治療ガイドラインにおけるエビデンスレベルおよび推奨度（文献1より）

エビデンスレベル	内容
I	システマティック・レビュー，メタアナリシス
II	1つ以上のランダム化比較試験
III	非ランダム化比較試験（統計処理のある前後比較試験を含む）
IV	分析疫学的研究（コホート研究や症例対照研究）
V	記述研究（症例報告や症例集積研究）
VI	専門委員会や専門家個人の意見

推奨度	内容	エビデンスの量と質
A	行うように強く推奨する．	少なくとも1つの有効性を示すレベルIもしくは良質のレベルIIのエビデンスがある．
B	行うよう推奨する．	少なくとも1つの有効性を示す質の劣るレベルII，良質のレベルIII，非常に良質なレベルIVのエビデンスがある．
C1	良質な根拠は少ないが，選択肢の一つとして推奨する．	質の劣るレベルIII〜IV，良質な複数のレベルV，あるいは委員会が認めるレベルVIのエビデンスがある．
C2	十分な根拠がないため，（現時点では）推奨できない．	有効なエビデンスがない．
D	行わないよう推奨する．	無効あるいは有害であることを示す良質なエビデンスがある．

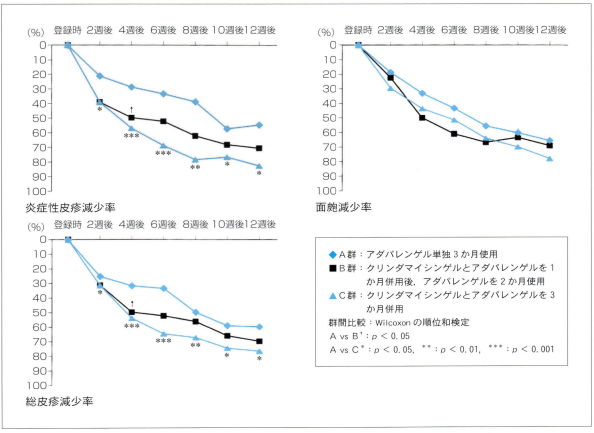

図 2. アダパレンと外用抗菌薬の併用の有用性と併用期間（文献4より）

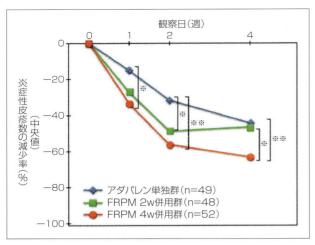

図3. アダパレンと内服抗菌薬の併用の有用性と併用期間（文献6より）
アダパレンの単独群：アダパレンを単独で4週間外用
FRPM 2w併用群：アダパレンとファロペネム（FRPM）を2週間併用後、アダパレンを単独で2週間外用
FRPM 4w併用群：アダパレンとファロペネムを4週間併用
群間比較：※ $p<0.05$，※※ $p<0.01$　Wilcoxon rank-sum test

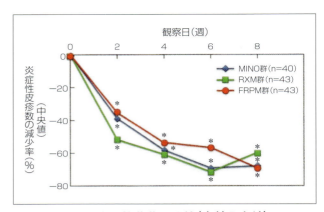

図4. 内服抗菌薬の比較（文献7より）
ミノサイクリン（MINO），ロキシスロマイシン（RXM），ファロペネム（FRPM）の4週間投与と中止後4週間の炎症性皮疹に対する治療効果
＊ $p<0.05$　Wilcoxon signed-rank test（vs 開始日）

差は認められなかった[4]．この結果は併用療法により，より早期に改善が得られる利点も示している．患者にとって早期の症状の改善は，QOL改善の点から非常に重要なポイントであり，この点からも併用療法の重要性を示している．

b）アダパレン外用とナジフロキサシン（アクアチム®クリーム）外用の併用効果

アダパレン外用とナジフロキサシンクリーム外用を併用した場合も，アダパレンを単独で外用するよりも，2週後以降8週後まで有意に炎症性皮疹の減少率が高く，8週間で炎症性皮疹は60％減少した．さらに，安全性に関して2群間に副作用発現率の有意差は認められなかった[5]．

c）抗菌薬外用の併用期間（図2）

アダパレン外用とクリンダマイシン外用の併用療法の臨床試験[4]では，併用期間について1か月でアダパレン単独にするよりも3か月間併用を継続したほうが，高い効果を示していた．抗菌薬については耐性菌の問題もあり，漫然と継続することは避けるべきだが，有効性の観点では3か月程度の併用が望ましいと思われた．

2　アダパレンと内服抗菌薬の併用療法

a）アダパレン外用とファロペネム内服の併用効果（図3）

中等症以上の炎症のある痤瘡患者に対してアダパレン外用とファロペネム内服を併用すると，アダパレンを単独で外用するよりも，2週間後，4週間後ともに有意に炎症性皮疹の減少率が高かった[6]．従って，中等症以上ではアダパレンと抗菌薬内服の併用が望ましい．

b）アダパレンと内服抗菌薬の併用期間（図3）

アダパレン外用とファロペネム内服の併用を1か月間継続した群と，2週間で併用を中止してアダパレン外用のみを行った群を比較すると，2週間で併用中止した群では，その2週間後には最初からアダパレン外用のみを行った群と効果が変わらなくなる．従って，1か月程度はアダパレンと内服抗菌薬の併用を行うことが望ましい．

2週間で中止したときの最終的な効果に違いがなければ，2週間併用するよりも単独療法で十分とする考え方もあるが，患者の立場に立てば，より短時間で症状の改善が得られているので，2週間でも併用しないよりも併用することが望ましい．

併用期間の上限については，症例により異なることから規定することはできない．我々の行った内服抗菌薬3剤の比較試験では，1か月の内服抗

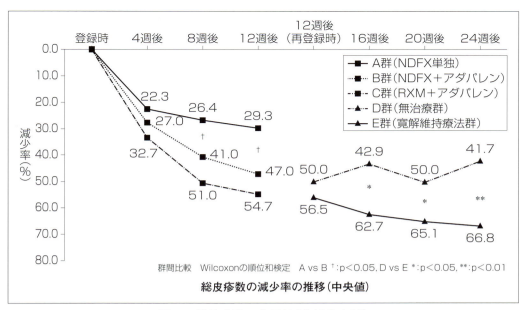

図 5. 維持療法の有用性（文献 8 より）
12 週間ナジフロキサシン外用（NDFX）単独，NDFX とアダパレン併用，ロキシスロマイシン内服（RXM）とアダパレン併用を行い，改善例について無作為化した D 群（無治療群）と E 群（アダパレンによる維持療法群）をさらに 12 週間観察した．

菌薬を中止した後に少なくとも 1 か月間は改善した状態が維持できていた（図4）[7]．従って，内服抗菌薬の投与期間は 1 か月が一つの目安となりうる．通常の痤瘡に関しては，海外での抗菌薬の併用試験は 3 か月の試験期間で行われているものが多く，3 か月程度の内服抗菌薬の併用は許容できると思われるが，耐性菌の問題から漫然と継続することは避けるべきである．しかし，経口イソトレチノインの使用が許されていない日本では，集簇性痤瘡などの最重症例に対する抗菌薬の使用は長期にならざるをえず，画一的な投与期間の上限を設けるべきではない．

c）内服抗菌薬の選択

海外では，現在ドキシサイクリンを強く推奨するガイドラインが多い．その理由はミノサイクリンには，めまいや色素沈着など比較的頻度の高い副作用に加え，間質性肺炎やエリテマトーデス様の症状などの稀であるが重篤な副作用の報告があるためである．それ以外の内服抗菌薬としてはクリンダマイシンやエリスロマイシンなどが挙げられている．日本では保険適応の有無の問題もあり，ミノサイクリン，ドキシサイクリン以外にも，ロキシスロマイシン，ファロペネム，レボフロキサシンなどが使用されている．日本では経口イソトレチノインがないことに加え，海外に比べると薬剤耐性 Propionibacterium acnes の検出率が低いことから，抗菌薬の有用性は高い．

日本の尋常性痤瘡治療ガイドラインでは，ミノサイクリンは推奨度 A，ロキシスロマイシンは推奨度 B，ファロペネムは推奨度 C1 となっていた．しかし，これは現時点のエビデンスを基にした推奨度であり，有効性を比較したわけではない．実際に，ミノサイクリン，ロキシスロマイシン，ファロペネムの有効性を比較すると，いずれの薬剤群でも炎症性皮疹数は内服開始 2 週間後より有意に減少し，4 週間後にはいずれも炎症性皮疹数 60％減の効果があり，薬剤による有意な差はなかった（図4）[7]．従って，少なくとも 3 剤では有効性に大きな差はないと推定される．

3 炎症性皮疹軽快後の維持療法

抗菌外用薬単独，アダパレンと抗菌外用薬の併用，アダパレンと抗菌内服薬の併用を 3 か月間行い，一定以上の改善を得た症例を対象に，アダパレンによる維持療法を行った群と無治療で経過を

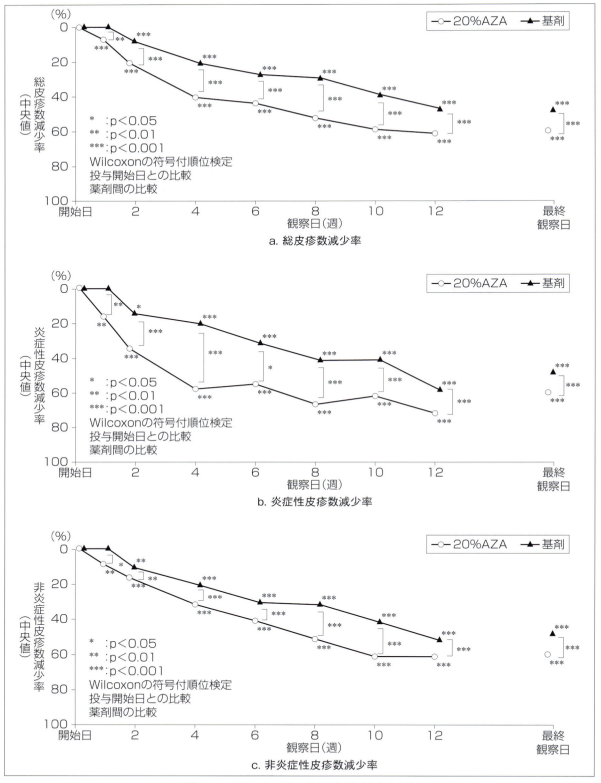

図 6. アゼライン酸の有用性（文献9より）
20％アゼライン酸クリーム（20% AZA）の基剤対照評価者盲検無作為化左右比較試験

表 2. 欧州における痤瘡治療ガイドラインの抜粋(文献 10 より)

	強く推奨する	推奨する
面皰	なし	アダパレン
軽症の炎症性皮疹	[アダパレン＋BPO](合剤) [BPO＋クリンダマイシン](合剤)	AZA BPO アダパレン 経口抗菌薬＋アダパレン
重症の炎症性皮疹	経口イソトレチノイン	経口抗菌薬＋アダパレン 経口抗菌薬＋AZA 経口抗菌薬＋[アダパレン＋BPO](合剤)
集簇性痤瘡	経口イソトレチノイン	経口抗菌薬＋AZA

BPO：過酸化ベンゾイル，AZA：アゼライン酸

観察した群に無作為に割り付けて比較した 3 か月間の試験において，維持療法を行った群では無治療群よりも高い改善率を示していた[8](図 5)．また，維持療法によって皮疹はさらに改善していた．従って維持療法が強く推奨される．

D ガイドライン策定後に登場した治療法

1 アゼライン酸(azelaic acid)

20％アゼライン酸外用群は基剤外用群と比較し，炎症性皮疹，非炎症性皮疹ともに，外用開始 2 週以降 12 週間までの，すべての観察日において有意に高い皮疹数減少率を示した(図 6)[9]．アゼライン酸外用では瘙痒や刺激感/ほてり感がみられるが，軽度または中程度で時間の経過とともに消失し，中止または処置を要した症例はなかった[9]．

これまでの使用経験ではアゼライン酸の効果は比較的弱く，アダパレンを容認できない症例や現状の治療で効果が不十分な症例などで補助的な治療として有用と考えられる．

E 海外におけるニキビ治療の現状

海外での標準治療として，2011 年 9 月に示されたヨーロッパのニキビ治療ガイドラインの一部[10]を，表 2 に示す．

過酸化ベンゾイル

ヨーロッパのガイドラインでは，軽症の炎症性皮疹に対して，アダパレンと過酸化ベンゾイルの合剤またはクリンダマイシンと過酸化ベンゾイルの合剤という形で，過酸化ベンゾイルの外用が強く推奨されている．グローバルアライアンスやアメリカ小児皮膚科学会のガイドラインでも，過酸化ベンゾイルの推奨度は高い．これは欧米では薬剤耐性 Propionibacterium acnes が大きな社会的問題となっていることと関係しており，過酸化ベンゾイルでは薬剤耐性の報告がないことが強く推奨する一つの根拠となっている．過酸化ベンゾイルは，日本でも一部は既に臨床試験を終えており，近い将来利用可能になると思われる．

2 経口イソトレチノイン

海外では重症の炎症性皮疹や集簇性痤瘡に対しては，イソトレチノイン内服が強く推奨されている．イソトレチノインには皮脂の分泌抑制や抗炎症効果などもあり，内服抗菌薬が無効な症例にも有効であることに加え，抗菌薬の長期投与による耐性菌の発生を抑制したいという考えから行われている．同時に積極的に瘢痕を減らすことも目的としている．

しかし，経口イソトレチノインは催奇性があり，内服中の避妊が必須となっている．海外でも経口イソトレチノインの投与についてはさまざまな制約やルールを作り，避妊の指導が行われている．安易な並行輸入については，厚生労働省もホームページのなかで注意喚起していることを付記しておく．

3 海外のガイドラインでの注目すべき記載

a）躯幹の皮疹への対処

ニキビが頸部や躯幹に広く分布している場合，

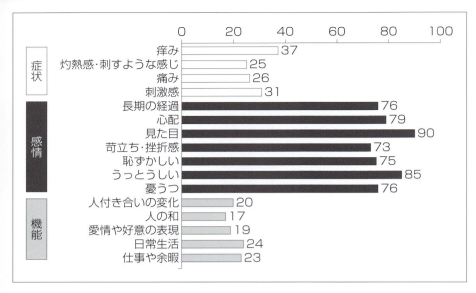

図 7.
痤瘡がQOLに与える影響
(Skindex-16)(文献11より)

外用よりも内服治療が推奨されている．塗布しにくい部位や範囲では外用による加療は困難であり，内服抗菌薬による治療が現実的である．

b）アダパレンの推奨

海外にはアダパレン以外にもトレチノインやイソトレチノインなどの外用剤が用いられているが，有効性が変わらず副作用が少ないアダパレンが推奨されている．

c）ステロイド内服

海外のガイドラインでは，集簇性痤瘡に対してイソトレチノイン内服が標準的治療であるが，無効例や短期改善目的での短期間のステロイド内服を否定していない．しかし，ステロイド内服によるステロイド痤瘡や，ステロイドの全身的な副作用が生じうることから，ステロイドの投与は可能な限り短期間とし，他の治療に切り替える必要がある．現時点でステロイド内服の標準的な使用法は提示されておらず，今後検討が望まれる．

d）抗菌薬の選択

ヨーロッパのガイドラインでは，内服抗菌薬に，ミノサイクリンよりもドキシサイクリンを推奨している．その根拠は，いずれも効果は同等だが，副作用の内容や頻度が異なることによる．ドキシサイクリンの主な副作用は光線過敏だが，中止で軽快する一方，ミノサイクリンには薬剤誘発性過敏性症候群，肝機能障害など重篤な副作用があり，色素沈着やめまいなども含めると副作用の頻度も高いためである．

ニキビ患者のQOLと啓発の重要性

ニキビは，90％以上の人が思春期に経験する最も一般的な疾患の一つである．さらに，顔面主体であり瘢痕を残すこともあるため，特に感情面でのquality of life（QOL）に著しく影響を与える（図7)[11]．また，ニキビのある中高生へのアンケート調査では，ニキビでいじめられた経験があったり，ニキビが原因の不登校を示唆する回答がみられ，ニキビは学校生活に大きな影響を与えうることを示唆していた[12]．

一方で，中高生のニキビに対する対処方法は，スキンケアを心がけたり，生活習慣を改善したりすることが中心となっている．医療機関を受診する人はわずか16.2％に過ぎず，中等症以上の症状になってからの受診が多い[12]（図8）．アダパレンが登場したことで，面皰や軽症の痤瘡も積極的に治療することが可能となり，また軽快したニキビに対する維持療法も可能となっている．可能な限り早期に，軽症であっても皮膚科を受診し，その後，維持療法を継続するように啓発活動を続けることが，ニキビ患者のQOL向上，中高生の学校生活に与える影響の改善のために必要と考える．

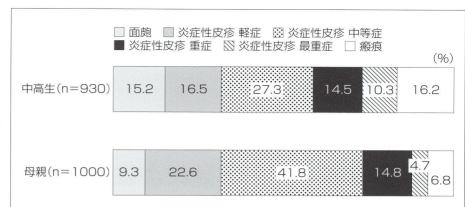

図 8.
中高生の痤瘡患者の受診状況
（文献12より）
痤瘡で中高生が医療機関を受診するタイミング（「母親」は子どもを受診させるタイミング）

G おわりに

　本邦の尋常性痤瘡治療ガイドラインを基に，最近日本で発表されたエビデンスを示し，さらに海外で行われている治療の概要を述べた．ニキビ患者のQOLの改善のために，エビデンスに基づく早期の積極的な治療を推進することが望まれる．

文　献

1) 林　伸和, 赤松浩彦, 岩月啓氏ほか：尋常性痤瘡治療ガイドライン．日皮会誌, **118**：1893-1923, 2008.
2) Hayashi N, Akamatsu H, Kawashima M, Acne Study Group：Establishment of grading criteria for acne severity. *J Dermatol*, **35**：255-260, 2008.
3) 林　伸和：日本で得られた痤瘡治療の新たなエビデンス．日本美容皮膚科学会雑誌, **22**：90-99, 2012.
4) 林　伸和, 宮地良樹, 川島　眞ほか：尋常性痤瘡に対する外用抗菌薬とアダパレンゲルの併用効果と適切な併用期間の検討．臨皮, **65**：181-189, 2011.
5) Kobayashi M, Nakagawa T, Fukamachi K, et al：Efficacy of combined topical treatment of acne vulgaris with adapalene and nadifloxacin：a randomized study. *J Dermatol*, **38**：1163-1166, 2011.
6) Hayashi N, Kawashima M：Multicenter randomized controlled trial on combination therapy with 0.1% adapalene gel and oral antibiotics for acne vulgaris：comparison of the efficacy of adapalene gel alone and in combination with oral faropenem. *J Dermatol*, **39**：511-515, 2012.
7) Hayashi N, Kawashima M：Efficacy of oral antibiotics on acne vulgaris and their effects on quality of life：a multicenter randomized controlled trial using minocycline, roxithromycin and faropenem. *J Dermatol*, **38**：111-119, 2011.
8) 川島　眞, 林　伸和, 宮地良樹：尋常性痤瘡治療ガイドラインに沿ったアダパレンと抗菌薬の併用療法とアダパレンによる寛解維持療法の有用性の検証．臨床医薬, **29**：951-960, 2013.
9) 林　伸和, 小栁衣吏子, 乃木田俊辰ほか：尋常性痤瘡を対象とした20%アゼライン酸クリームの基剤対照評価者盲検無作為化左右比較試験．日本美容皮膚科学会雑誌, **22**：40-49, 2012.
10) Nast A, Dreno B, Bettoli V, et al：European evidence-based (S3) guidelines for the treatment of acne. *J Eur Acad Dermatol Venereol*, Suppl 1：1-29, 2012.
11) Hayashi N, Higaki Y, Kawamoto K, et al：A cross-sectional analysis of quality of life in Japanese acne patients using the Japanese version of Skindex-16. *J Dermatol*, **31**：971-976, 2004.
12) 林　伸和, 岡村理栄子, 江畑俊哉ほか：痤瘡に罹患している中高生とその母親を対象とした意識調査．日臨皮会誌, **29**：528-534, 2012.

《ニキビと診断できれば》

5 保険診療と自由診療 ［保険診療で何ができる？］

1）アダパレン単独による外用療法をどう使う？

谷岡未樹

◆ Key point ◆

アダパレンは，2014年時点で面皰を改善できる唯一の保険適応のある外用薬である．痤瘡の病態において初期病変である面皰を改善することは，根本的な痤瘡治療において必須である．面皰改善効果はアダパレン外用開始後4週間でプラセボと比べて有意差を持って現れる．また，アダパレンは面皰改善効果だけでなく，抗炎症作用も併せ持つため，炎症性皮疹（紅色丘疹・膿疱）にも有効である．しかしながら，アダパレンの抗炎症効果発現はプラセボと比較した臨床試験においては6週目以降に有意差が認められる．この医学的エビデンスは，臨床皮膚科医が痤瘡患者をアダパレンゲル単独で治療する場合，参考に値するエビデンスである．

 アダパレンゲルを用いた痤瘡治療の標準化

尋常性痤瘡はいわゆる「ニキビ」であり，青春のシンボルと揶揄されてきた．しかし，社会の成熟とともに尋常性痤瘡に対する治療を求める患者が増加し，美容皮膚科への期待が高まってきた．ところが，保険診療では抗菌薬での対症療法しか行えず，自費診療や市販薬による治療は玉石混淆であった．2008年にアダパレンゲルが保険適応となり，日本皮膚科学会の作成した尋常性痤瘡診療ガイドライン[1]（以下，ガイドライン）が公表されたことにより，治療薬のエビデンスレベルが客観的に評価され標準的に行うべき治療法が確立された．これによるとアダパレンゲルと抗菌薬（内服あるいは外用薬）の併用療法が2014年時点で最も推奨される標準治療である．

 痤瘡治療の目標

痤瘡は思春期に発症し，年齢とともに改善する場合が多い．しかし，痤瘡瘢痕，いわゆる「ニキビ痕」は一生持続する．つまり，痤瘡瘢痕を残さないよう，思春期の間尋常性痤瘡をコントロールすることが治療の目標となる．

痤瘡の発症には，
1）微小面皰の形成
2）閉鎖面皰，開放面皰の形成
3）*P. acnes* の増殖と炎症の惹起
4）皮脂腺の増殖および分泌に関するホルモンの影響

が大きな要因として挙げられる．

本邦のガイドラインで高い推奨度を得ているアダパレンは，発症機序の1番目と2番目を改善する効果を持つため，痤瘡治療に必要不可欠な薬剤である．

アダパレンはレチノイド様作用を有しており，毛包漏斗部の角化細胞を正常化することで面皰の閉塞を改善するとともに面皰形成そのものを抑制する．肉眼的に可視化できる面皰の前駆段階であり，病理組織学的変化としてとらえられる微小面皰に対しても，形成を抑制することが明らかとなっている．つまり，アダパレンは「ニキビを根本から治す」ことを治療目標にすることを可能にした．

C アダパレン開発と日本の現状

1971年にアメリカ合衆国で痤瘡治療に対してトレチノイン外用が認可されて以来，外用レチノイド製剤は痤瘡治療の主流をなしてきた．外用レチノイドは，第2世代のレチノイドと呼ばれるエトレチネートやアシトレチンが登場した後，第3世代のレチノイドが開発されるに至った．第3世代のレチノイドにはアダパレンとタザロタンがある．アダパレンは，ガルデルマ社によって既に世界80か国以上で承認取得・販売されている世界標準の薬剤である．外用レチノイドは海外では50年以上の使用経験のある薬剤であるが，日本にとっては2008年まで保険診療で用いることのできなかった薬剤であり，日本の皮膚科医療にうまく組み込まれるかどうか不安視する向きもあった．2008年の日本皮膚科学会の痤瘡治療ガイドラインは，その混乱を避ける目的もあり作成された．ガイドラインに準拠した，エビデンスの高い治療が明確にされたことで，日本における痤瘡治療は世界標準に近づいてきている．

D アダパレンの化合物としての安定性

レチノイドの代表例であるトレチノインは，長い側鎖が1つのベンゼン環に結合しているため光や酸化刺激が入ると容易に崩壊し，化合物として不安定である．臨床的には，顔面は露光部であるため外用後日光に当たるとトレチノインの崩壊が

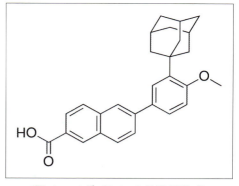

図1．アダパレンの化学構造式

進み，そのことも皮膚刺激感の原因になっていると推定される．また，欧米で痤瘡治療に標準的に使用されているベンゾイルパーオキサイドは酸化作用を有していることから，併用するとより不安定になるため臨床的な併用療法が困難であった．

それに比べてアダパレンは3つのベンゼン環を有した構造式(図1)であり，より光に対して安定性がある．また，ベンゾイルパーオキサイドと併用しても全く変化しないことが *in vitro* の実験で示されている．そのため，海外ではアダパレンとベンゾイルパーオキサイドの合剤も使用されている．このことからも混合してもベンゾイルパーオキサイドの酸化作用の影響を受けないアダパレンの安定性が示されている．

アダパレンは化合物としての性質面からも，現在の外用レチノイド製剤のなかで痤瘡治療に最も適しているといえる．

E アダパレン単剤の臨床効果のエビデンス

アダパレンは世界中で多くの臨床試験が行われているが，世界的な薬剤であっても日本人におけるデータを持たない薬剤もある．しかし，アダパレンは日本においてもランダム化比較試験が行われているため，日本人のデータを持って薬剤の特徴を把握することができる．

1 面皰に対してのアダパレンの効果

アダパレンは面皰改善に効果の高い薬剤であり，毛包上皮の角化を正常化させ，新たな面皰の形成を阻害する．これにより，面皰に引き続き生

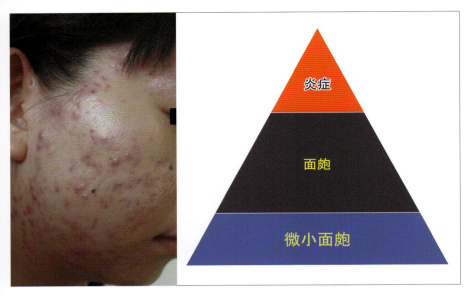

図 2.
患者に面皰および微小面皰の重要性を説明する際の模式図
患者は炎症性皮疹を気にして受診するが，面皰について説明することで治療の目標がはっきりしてコンプライアンスが上昇する．

じてくる炎症性皮疹も予防することができる[2]．この事実は，世界中で実施された臨床試験で一致した結果を得ている．日本人におけるランダム化比較試験においてもアダパレンゲル0.1％外用はプラセボと比較して，第1週目から面皰数の減少率において有意差を持って効果を発揮している．アダパレン外用後4週間目には50％以上の減少率，つまり面皰数が半分以下になっている[3,4]．ただし，患者にとっても皮膚科医にとっても面皰数の減少は，臨床所見の明らかな改善とは結びつかない．炎症性皮疹の減少が同時に起こらなければ，薬剤効果を実感することはできないので，次章の炎症性皮疹に対するアダパレンの効果を把握する必要がある．

さらに，患者は炎症性皮疹を主訴に受診するため，模式図などを用いて面皰/微小面皰について説明することで治療のモチベーションがさらに上昇することが期待されている（図2）．

2 炎症性皮疹に対してのアダパレンの効果

アダパレンは面皰改善に効果の高い効果的な薬剤であり，毛包上皮の角化を正常化させ，新たな面皰の形成を阻害する．これにより面皰に引き続き生じてくる炎症性皮疹も予防することができる．また，アダパレンは直接的な抗炎症作用を持つ．日本人におけるランダム化比較試験においてもアダパレンゲル0.1％外用により，外用開始後6週目からアダパレン外用群とプラセボ群で炎症性痤瘡減少率に有意差が出てくる[2,3]．アダパレンを12週間外用した時点で，炎症性痤瘡数の減少率はおよそ60％であり，これは炎症性皮疹が半分以下になったことを意味している．ここで，注目すべき点は面皰数の減少が1週目から有意差を持って観察されるのに対して，炎症性痤瘡数の減少は6週目から起こっていることである．言い換えれば，臨床的に目立つ炎症性痤瘡にアダパレンが効果を発揮してくるのは6週間程度外用を継続したときに初めて得られる結果なのである．その後は，アダパレンゲルの外用継続により3か月目まで順調に持続して炎症性痤瘡数が減少してくる．患者の改善度の自覚は赤いニキビ，つまり炎症性痤瘡の数の減少で測られるものであるから，アダパレンによる炎症性痤瘡の改善時期を副作用の点とともに十分に患者に説明する必要があるといえる．

アダパレンよりも速やかに炎症性痤瘡を改善させる薬剤として抗菌薬がある．抗菌薬は内服外用ともに，おおむね4週間の使用で炎症性痤瘡数が半減することが知られている．そのため，アダパレンゲルと抗菌薬を併用することで面皰と炎症性痤瘡を両方速やかに改善させることが可能になる．

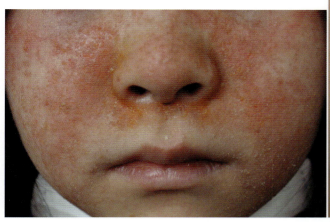
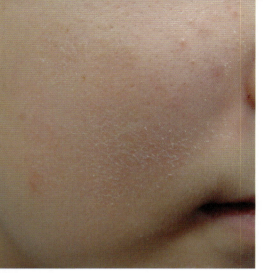

図 3. アダパレンの皮膚刺激症状の例
a：一般的によく認められるアダパレンの皮膚刺激症状．治療継続により軽快する．
b：ステロイド酒皶に対してアダパレンを使用して出現した激しい皮膚刺激症状．アダパレン単独では重篤な皮膚刺激症状は稀であるため，ピーリング剤などを併用していないか注意する必要がある．

3 維持療法についてのアダパレンの効果

臨床的な面皰や炎症性痤瘡が改善した後の維持療法として海外のガイドラインではアダパレンの使用継続が推奨されている．これは抗菌薬耐性菌の出現に配慮している．抗菌薬を長期に連用することは耐性菌の出現につながるため，その使用は炎症性痤瘡の目立つ急性期のみに限定し，改善後はアダパレンゲルの外用で維持するという方針である．

日本のガイドラインでも炎症性皮疹が軽快した痤瘡に対して，アダパレン外用の継続が強く推奨されている．日本人痤瘡患者においてアダパレン0.1％ゲルを1年間使用した際の効果および安全性を調べた試験によると，面皰，炎症性皮疹数は使用開始後1週間で有意な減少が認められ，試験期間である1年間その減少は持続した[4]．

また，海外の報告ではあるが，抗菌薬外用とアダパレン外用を併用して改善した痤瘡患者の維持療法を検討したランダム化比較試験においても，アダパレンで維持療法を行った場合が有意に軽快状態を維持できた[5]．

以上のデータから，緩解導入に至った痤瘡患者に対してアダパレン外用による維持療法を行うことは，臨床治験結果と面皰形成抑制作用の薬理作用とを考え合わせて，強く推奨されると考えられている．

F アダパレンの副作用対策について

前述した日本人痤瘡患者において，アダパレン0.1％ゲルを1年間使用した際の効果および安全性を調べた試験によると，副作用のほとんどが使用開始後2週間までに出現し，使用中止に至った症例は1.8％（8/446例）であった．また，副作用として軽微なものではあるが，使用開始当初に高率に皮膚の刺激感（乾燥，ヒリヒリ感，落屑，紅斑，痒み）が誘発される．日本での臨床試験においても80％もの患者がなんらかの副作用を訴えた[2)3)]．つまり，軽微なものであるとはいえ，副作用が出ることが前提のうえで，アダパレンは処方しなくてはならない（図3）．

幸いなことに，アダパレンの副作用は，最初の2週間で最も発現し，以後は使用を継続することにより軽減する．日本での臨床試験においても，アダパレンに関連した副作用のために試験を脱落した患者は存在しなかった．実際の使用にあたっては，アダパレンの副作用の特徴について，パンフレットなどを用いて十分に患者に説明しイン

フォームドコンセントをとることが重要である．副作用の軽減には，少ない使用面積から開始したり，保湿剤を併用したり，投与間隔を1日おきにしたりするなどの工夫が提案されている．保湿剤の併用は簡便に行うことが可能で，かつ，副作用がほとんどない．さらにアダパレンの標準的な使用法を変更することなく実施できる．また，外用開始直後は，1週間以内に再診して導入時の患者の不安を軽減することも必要であろう．海外の調査では，皮膚科医の再診回数が多いほうが患者の脱落率が少ないことが報告されている．

G 禁忌について

レチノイドには催奇形性があるため，妊婦に対しての使用にあたっては，禁忌となっている．このことが，内服レチノイドが日本で痤瘡に認可されない理由の一つとなっている．しかし，アダパレンを通常量外用していても，血中にアダパレンは検出されない．動物実験のデータを基にすると，1日165g（ディフェリンゲル15gを11本分）を毎日「経口摂取」して初めて催奇形性が現れる．また，これまでに推定2200万人に投与されており175人の妊娠例が報告されている．このうち追跡可能であった97例で，先天奇形が5例報告されているが，いずれも因果関係は明確でない．こういったデータから，安全性は高いと推定されるが，妊娠または妊娠している可能性のある女性に関しては，添付文書として使用は禁忌である．

また，授乳中についても原則禁忌であり，やむをえず使用する場合は，授乳を中止させなくてはならない．

H おわりに

アダパレンゲルは日本において保険診療で使用できる唯一の外用レチノイドである．尋常性痤瘡治療において，その必要性・重要性は言うまでもないが，その薬剤としての特性を十分理解したうえで，診療に用いることが肝要である．アダパレンゲルだけでは痤瘡治療は成功しない．アダパレンゲル単剤の特徴を理解したうえで，他の薬剤との併用が求められている．

文献

1) 林　伸和，赤松浩彦，岩月啓氏ほか：尋常性痤瘡治療ガイドライン．日皮会誌，**62**(13)：966-969，2008.
2) Kawashima M, Harada S, Czernielewski J, et al：Adapalene gel 0.1%-topical retinoid-like molecule-for the treatment of Japanese patients with acne vulgaris：a multicenter, randomized, investigator-blinded, dose-ranging study. *Skin Research*, **6**：494-503, 2007.（エビデンスレベルⅡ）
3) Kawashima M, Harada S, Loesche C, et al：Adapalene gel 0.1% is effective and safe for Japanese patients with acne vulgaris：a randomized, multicenter, investigator-blinded, controlled study. *J Dermatol Sci*, **49**：241-248, 2008.
4) Kawashima M, Harada S, Andres P, et al：One-year efficacy and safety of adapalene gel 0.1% gel in Japanese patients with acne vulgaris. *Skin Research*, **6**：504-512, 2007.
5) Thiboutot DM, Shalita AR, Yamauchi PS, et al：Adapalene gel 0.1%, as maintenance therapy for acne vulgaris：a randomized, controlled, investigator-blind follow-up of a recent combination study. *Arch Dermatol*, **142**：597-602, 2006.

《ニキビと診断できれば》

5 保険診療と自由診療
[保険診療で何ができる？]

2）抗菌薬単独による外用，内服療法をどう使う？

渡辺晋一

◆ Key point ◆

抗菌療法は非炎症性皮疹には効果が乏しいため，抗菌薬単独の治療は基本的にない．しかも日本では，炎症性皮疹は自然に軽快することが多い．外用療法は，痤瘡が出現しそうな部位全体に外用するのが標準治療で，個々の皮疹だけに外用する抗菌療法は毛包炎に対するものである．また痤瘡治療前に治療薬以外の薬（保湿剤など）を外用してはならないし，痤瘡の外用治療薬の基剤は，脂性肌に使用される液剤である．また日本のガイドラインではMINOを強く推奨しているが，MINOは痤瘡の保険適用がないし，その有効性は必ずしも信頼できるものではない．今のところ日本では耐性菌は少ないが，欧米と同じような耐性菌の増加が懸念されている．

A はじめに

痤瘡の発症には，① アンドロゲンが関与する脂腺活動の活性化による脂腺産物の増加と，② 毛孔の閉塞をきたす毛包漏斗部の角化の亢進が重要な要因であるが，さらに炎症性皮疹になるためには，③ 毛包内に定着している嫌気性菌，特に *Propionibacterium acnes*（*P. acnes*）の増殖による脂腺内細菌叢の異常が関与している．そのため，尋常性痤瘡の治療は，① に対しては経口避妊薬などのホルモン療法，② に対しては外用レチノイド，③ に対しては抗菌薬が治療選択肢になり，集簇性痤瘡のような重症痤瘡にはイソトレチノインの内服が第一選択になる．このうちホルモン療法は避妊を希望する女性にしか使用できないので，面皰形成を防ぐ外用レチノイドが痤瘡治療の基本になり，炎症の程度に応じて抗菌薬治療が必要である．そのため，抗菌薬単独の治療は基本的にはない．

B 外用抗菌薬

1 海外の外用抗菌薬

海外で使用可能な外用抗菌薬にはクリンダマイシン（CLDM），エリスロマイシン（EM），テトラサイクリン（TC），ベンゾイル・ペロキサイド（BPO）がある．アゼライン酸も毛包内のアクネ桿菌に抗菌活性を有するので，このグループに属すると考えられている．海外でのプラセボとの無作為比較試験では，CLDMとEMは炎症性皮疹を46％から70％まで減少させることが示された[1]．

外用抗菌薬の副作用は紅斑，皮膚の剝離，乾燥，熱感であるが，特にBPOは刺激性の皮膚炎や髪の毛，衣類，寝具のリンネルの脱色を起こしうる．最近は，外用抗菌薬は細菌の耐性を誘導する可能性やその作用が比較的遅いため，抗菌薬単独では使用すべきでないとのコンセンサスが得られている．最低6〜8週間の治療が推奨されている[1]．

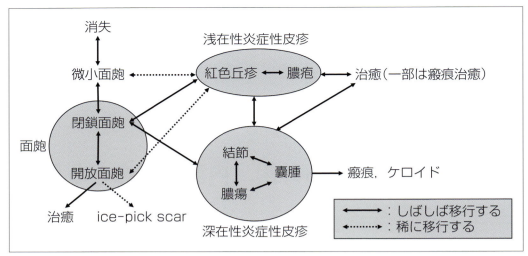

図 1. 尋常性痤瘡にみられる発疹の経過

2 日本の外用抗菌薬

　我が国では外用抗菌薬にはナジフロキサシン（NDFX）とCLDMしかなく，しかも日本と海外では外用方法が異なる．一般に尋常性痤瘡の皮疹は肉眼では見えない微小面皰が元になっている．この微小面皰は面皰内の内容物が自然に排出されると消失するが，目に見える面皰に移行することもある．面皰も囊腫内の内容物が排出されると，自然に治るが，炎症が加わると紅色丘疹となり，さらに好中球の遊走が起こると膿疱となる．また紅色丘疹も炎症が治まると面皰に戻るし，囊腫内容が自然排出されると治癒もする．一方膿疱は，膿疱内容が自然排出されると治癒するが，炎症が持続すると紅色丘疹に戻ることもある．さらに膿疱の炎症がひどくなると膿瘍を形成する．膿瘍が小さいと瘢痕を残さず治癒することもあるが，結節や囊腫になることもあり，これらが瘢痕治癒することもある．特に結節，囊腫は炎症が治まっても，しこりとして残ることが多い（図1）．つまり，尋常性痤瘡は上記の皮疹が同時多発的に，顔面や胸部，上背部に生じ，出没を繰り返す疾患である．従って外用療法は，痤瘡が出現しそうな部位全体に外用するのが世界標準治療法で，日本のように個々の皮疹だけに外用薬を塗る治療法はない．抗菌薬を個々の皮疹だけに外用する治療法は毛包炎に対する治療法であって，尋常性痤瘡に対する治療法ではない．

　しかし日本では外用した皮疹が消失したか，否かを有効性の判定基準としているため，必ずよいデータが得られる．なぜならば，尋常性痤瘡の個々の皮疹はいずれ消失するからである．そのため，我が国の外用薬に対する臨床成績は必ずしも世界に通用するものではないが，CLDMは海外で古くから使用され，その有用性が確認されているし，NDFXも日本だけでなく，最近多くの国で認可され，その効能が認められているため，炎症性皮疹を伴う尋常性痤瘡に有効であることは間違いがないと思われる．特にNDFXは他の抗菌薬と比較して耐性誘導が少ないという利点を有している．

　我が国の尋常性痤瘡に対する外用療法は，上記のように皮疹部位だけに使用するのが当たり前になっているが，海外と同じように顔面全体に外用薬を使用する臨床研究[2]が1つある．その治験では基剤だけでも炎症性皮疹は6週間で38.5％，12週間で45.5％も減少したと記載されており，日本では無治療でも炎症性皮疹数は自然に軽快する患者が多い．

3 外用薬の基剤効果

　外用薬は経皮吸収の問題があり，皮膚に直接外用して薬効を発揮するものである．ところが我が国では外用薬を使用する前に保湿剤で皮膚を覆ってから治療薬を外用するという常識はずれの治療

法が，痤瘡治療やアトピー性皮膚炎治療で提唱されている．そのため，海外では特許が切れた外用レチノイドが，ようやく我が国に導入されても，外用レチノイドの治療効果が発揮できないままである[3]．

一般に保湿剤は肌に潤いを与えるもので，英語では emollient あるいは moisturizer と呼ばれ，さまざまなものがあるが，基本的には基剤のことで，皮膚疾患の治療薬ではない．つまり保湿剤の役割は皮膚を正常に保つことで，皮膚病変はないが皮膚が乾燥したり，脂ぎっていて痤瘡ができやすいなどの肌状態に使用される．つまり乾燥肌や脂性肌が保湿剤を使用する対象となり，前者はワセリンベースの軟膏が，後者は液剤が使用されている．つまり脂性肌に生ずることが多い痤瘡に使用される保湿剤は液剤であり，痤瘡用の外用薬も海外では液剤が主体である．従って，クリーム基剤の抗菌外用薬は尋常性痤瘡には効きが悪く，ゲル，できれば液剤のほうがよいことになる．実際日本で行った NDFX クリームとリン酸 CLDM 外用ゲルの比較では[4]，後者が有意に優れているという結果が得られているが，尋常性痤瘡は基剤による治療効果があるため，クリームよりゲルのほうがよい結果になっても不思議ではない．

C 経口抗菌薬

1 海外の経口抗菌薬

痤瘡治療に使用される主な経口抗菌薬は TC，ドキシサイクリン（DOXY），ミノサイクリン（MINO），EM で，これらの抗菌薬は抗菌作用ばかりでなく抗炎症作用を有するとされている．実際これらの薬剤は細菌によって誘導された炎症性サイトカインの産生を抑制する[1]．また，TC と EM は白血球の化学遊走と細菌のリパーゼ活性を抑制するが，MINO と DOXY は炎症と組織破壊に関与すると考えられているサイトカインとマトリックス・メタロプロテイナーゼを阻害するとされている[1]．

痤瘡治療における経口抗菌薬の使用に関する無作為比較試験では，12週間後に TC，EM ともに 60％以上の減少率を示したが，非炎症性皮疹にはそれほど効果がなかった[1]．そのため，経口抗菌薬は炎症を伴う皮疹に効果があり，面皰にはあまり効果がないと考えられている．また別の比較試験では，1％の CLDM の外用は 72％の皮疹の減少を示したのに対し，経口 TC では 57％の減少率であった[1]．しかし，このことから外用薬のほうが経口薬より治療効果が高いと解釈してはいけない．なぜならば，外用薬には基剤効果があるからである．つまり，油性肌に効果がある液剤の外用抗菌薬は，経口薬よりは治療効果が高いが，軟膏やクリーム基剤の外用抗菌薬（日本で使用されている）は経口薬よりは治療効果が劣るからである．

2 日本の経口抗菌薬

尋常性痤瘡は，その発症要因として男性ホルモンが関与するため，女性では生理前にひどくなって，生理が終わると軽快することが多い．従って，治療開始2週間後には，女性がエントリーされている限り，どんな薬剤でもよい成績となることが多い．なぜならば生理前に痤瘡がひどくなって初めて来院する患者が治験にエントリーされることが多いからである．

ところが，我が国で行われた経口抗菌薬の尋常性痤瘡に対する臨床研究は，大部分が2週間の治療期間になっているため，どの薬も痤瘡に有効というデータとなることが多い．そのため多くの経口抗菌薬が痤瘡の適用となったが，これが抗菌薬の乱用につながり，耐性菌の出現を促す可能性が懸念されたため，痤瘡に対する抗菌薬の適用の見直しが行われ，現在我が国では，抗菌薬の適応菌種がアクネ菌またはプロピオニバクテリウム・アクネスの記載がある抗菌薬のみが痤瘡（化膿性炎症を伴うもの）に保険適用となった（**表1**）．しかしこの決定は単に適応菌種に *P. acnes* の記載があるかないかで機械的に決められたもので，科学的根拠があるものではない．いずれにせよ我が国で痤瘡（化膿性炎症を伴うもの）に適用がある抗菌薬

表 1. 抗菌薬と痤瘡の適用

	系統	薬剤	旧		新	
			適応菌種	適応症	適応菌種：アクネ菌	適応症：痤瘡（化膿性炎症を伴うもの）
内服薬	マクロライド系	ロキシスロマイシン	アクネ菌	痤瘡（炎症を伴うもの），集簇性痤瘡	○	○
		エリスロマイシン	—	痤瘡感染	—	—
		クラリスロマイシン	—	集簇性痤瘡	—	—
		ジョサマイシン	—	痤瘡	—	—
	テトラサイクリン系	ミノサイクリン	—	痤瘡	—	—
		ドキシサイクリン	—	痤瘡	—	—
	リンコマイシン系	クリンダマイシン	—	痤瘡	—	—
	ペニシリン系	アモキシシリン	—	痤瘡	—	—
		レナンピシリン	—	膿疱性痤瘡*，集簇性痤瘡	—	—
		スルタミシリン	—	膿疱性痤瘡*	—	—
	ペネム系	ファロペネム	プロピオニバクテリウム・アクネス	膿疱性痤瘡，集簇性痤瘡	○	○
	セフェム系	セフロキシム・アキセチル	プロピオニバクテリウム・アクネス	集簇性痤瘡	○	○
		セフォチアム・ヘキセチル	—	膿疱性痤瘡	—	—
		セファレキシン	—	痤瘡	—	—
	ニューキノロン系	レボフロキサシン	プロピオニバクテリウム・アクネス	膿疱性痤瘡*，集簇性痤瘡	○	○
		トスフロキサシン	プロピオニバクテリウム・アクネス	膿疱性痤瘡*，集簇性痤瘡	○	○
		スパルフロキサシン	プロピオニバクテリウム・アクネス	膿疱性痤瘡，集簇性痤瘡	○	○
		フレロキサシン	プロピオニバクテリウム・アクネス	集簇性痤瘡	○	—
		ノルフロキサシン	—	膿疱性痤瘡*	—	—
		エノキサシン	—	膿疱性痤瘡*	—	—
		シプロフロキサシン	—	膿疱性痤瘡*	—	—
		ロメフロキサシン	—	膿疱性痤瘡	—	—
		オフロキサシン	—	集簇性痤瘡	—	—
外用薬	リンコマイシン系	クリンダマイシン	プロピオニバクテリウム属	尋常性痤瘡（多発性炎症皮疹を有するもの）	○	○
	ニューキノロン系	ナジフロキサシン	プロピオニバクテリウム属	尋常性痤瘡（多発性炎症皮疹を有するもの）	○	○

*毛嚢炎（膿疱性痤瘡を含む）

は，マクロライド系薬のロキシスロマイシン（ルリッド®），βラクタム系薬であるファロペネム（ファロム®），セフロキシム・アキセチル（オラセフ®）とニューキノロンであるレボフロキサシン（クラビット®），トスフロキサシン（オゼックス®），スパルフロキサシン（スパラ®）だけである．このうち抗炎症作用がある経口抗菌薬はルリッドだけで，他の経口抗菌薬は抗炎症作用はほとんど認められていない．

3 抗炎症作用を有する経口抗菌薬がよいのか？

尋常性痤瘡に対する抗菌薬の治療効果は，抗菌作用以外に抗炎症作用が大きく関与しているとされているが，それを支持する十分なエビデンスはない．実際51名の患者を用いて，DOXYを殺菌作用以下の用量（1日20mg2回）で6か月間内服し，プラセボとの無作為比較試験が行われた[1]．その結果，DOXYは有効であったが，有効率はそれほど高くなかった．そのため抗菌薬の痤瘡治療に対する治療効果は，抗炎症作用よりも抗菌作用による関与のほうが大きいと考えられている．実際，海外でもマクロライドやTC系抗菌薬ばかりでなくST合剤や第1世代のセフェム系抗菌薬も尋常性痤瘡に使用されることがあり，今のところどの抗菌薬がよいかという，明確な根拠がないのが現状である．

4 ミノサイクリンの位置づけ

海外ではTC系抗菌薬として，TC，DOXY，MINOが使用されているが，我が国では前2者のTC系抗菌薬はほとんど使用されておらず，日本皮膚科学会のガイドライン[5]ではMINOを強く推奨している．しかし，MINOは痤瘡の保険適用がないので，MINOを使用する場合は，細菌感染症などの病名をつけなければならない．さらにMINOの有効性はコクラン・レビューによって[1]，中等度のニキビに対し有効な治療法であるが，比較試験方法の不備のため，他のニキビ治療との比較試験による有効性は必ずしも信頼できるものではないと結論されている．

MINOは50～100mgの用量で1日2回処方されている．副作用はめまい，耳鳴り，運動失調で，稀に青みがかった皮膚の変色をきたす[1]．またMINOは薬剤誘発性ループス，自己免疫性肝炎，過敏症候群と関連するとの報告もある[1]．MINOによってループス様症状をきたす相対的危険性は8.5（95％信頼区間は2.1-35.0）と有意に高いのに対し，他のTCは1.7（95％信頼区間は0.4-8.1）と低い[1]．また，MINOを含めTC系抗菌薬はエナメル質の低形成や歯牙の黄色調の変色をもたらす可能性があるので，8歳未満には禁忌であることを肝に銘じておく必要がある．

D 耐性菌の実態

欧米では種々の抗菌薬に耐性を有する*P. acnes*の増加が問題となっており，耐性菌の出現と治療の失敗に相関性があることが指摘されている．実際に1942年には薬剤耐性菌の*P. acnes*はみられなかったが，1983年には長期に経口のTCを内服している患者ではTCに対する*P. acnes*のMICは4～5倍高くなっていることが示されている．つまり，1960年代や1970年代では薬剤耐性の*P. acnes*の報告はないが，1980年代になって薬剤耐性の*P. acnes*が報告されるようになり，その後徐々に耐性菌が増え続けており，今や欧米では耐性菌の占める割合は60％を超すといわれている[6]．

一方我が国でも，薬剤耐性の*P. acnes*の調査が行われたが，セファレキシンやゲンタマイシン（GM）には耐性菌があるものの，CLDMやTC系，マクロライド系，ペニシリン系抗菌薬にはほとんど耐性*P. acnes*は存在しなかった．その後の調査でもGMには耐性を示すものが多く存在するが，CLDMやTC系，マクロライド系抗菌薬には耐性菌はほとんどみられなかった．実際，黒川らは最も強い抗菌活性を示すものはEM，CLDMで，次いでABペニシリン（ABPC），MINOと述べている[7]．ただし，同時に高いMICを有するものも

CLDM，EM，TC にもみられ，二峰性の分布を示すことも示された．ただし MINO に対する耐性菌は検出できなかったとされる．このような結果になった理由として，種々の細菌感染症に対して，経口の抗菌薬が使用され，そのために P. acnes の耐性菌が増えたと考えられている．

西嶋らは痤瘡患者の病変部から分離された P. acnes と表皮ブドウ球菌の薬剤感受性を調べ，表皮ブドウ球菌には多くの薬剤耐性菌がみられたが，P. acnes はそれほど耐性菌が検出されなかったと述べている[8]．その後の西嶋らの検討では，痤瘡の皮疹からは表皮ブドウ球菌が最も多く分離され，P. acnes と表皮ブドウ球菌が同時に分離されるのは約半数の皮疹からであることが示された．そして P. acnes に対する MIC は ABPC，EM，ロキシスロマイシン（RXM），CLDM，TC，MINO，NDFX とも $3.13\,\mu g/ml$ 以下で，薬剤耐性の P. acnes は極めて少なかった一方で，薬剤耐性の表皮ブドウ球菌は多く検出された．そのため西嶋らは長期の経口抗菌薬の投与により表皮ブドウ球菌の薬剤耐性化は進むが，P. acnes に関しては，それほど耐性化は進まないと，欧米との違いがあることを明らかにした[9]．しかし，その後の検索では AMPC，セファクロル，CFPN-PI（フロモックス®），CDTR-PI（メイアクト®），ファロペネム，NDFX，TC，MINO，クロラムフェニコールに耐性を示すものはなかったが，EM，ジョサマイシン，CLDM に対しては耐性を示す P. acnes が検出され，日本でも欧米と同じようなマクロライドに対する耐性菌の増加が懸念されている[10]．

E 耐性菌を減らすための対策

ニキビ治療において抗菌薬への耐性を減らすための提言がなされ，そこにはいくつかの外用療法の併用，例えば外用抗菌薬を使用する場合は，レチノイドか BPO，あるいは両者を併用するとともに，可能ならば外用あるいは経口の抗菌薬の長期使用を避けることが記載されている．実際いくつかの治験成績が発表されているが，そのいずれもが BPO と EM か BPO と CLDM の併用を支持している[1]．また外用抗菌薬は外用レチノイドとの併用も効果があることも報告されている[1]．

20％アゼライン酸も炎症性皮疹には有効で，TC の内服と同程度の改善率を示し，また軽度〜中等度のニキビ患者に対するアゼライン酸の有用性は 0.05％のトレチノイン，5％の BPO，2％の外用 EM に相当するとされている[1]．

数年前に我が国でも BPO とアゼライン酸が化粧品メーカーから発売されたが，圧力がかかり，BPO は化粧品としての発売が中止され，医薬品として発売されることになった．BPO は海外では 30 年ほど前から一般市販薬として薬局で簡単に手に入る痤瘡治療薬であるにもかかわらずである．ただし BPO はピーリング作用を有し，皮膚刺激などの副作用も多いため，日本では濃度が低くなって，2015 年医薬品として発売された．

文　献

1) 渡辺晋一（訳）：尋常性痤瘡（ニキビ）の治療．JAMA（日本語版）2005 年 1 月号，pp. 77-88.
2) Kawashima M, Harada S, Loesche C, et al：Adapalene gel 0.1% is effective and safe for Japanese patients with acne vulgaris：a randomized, multicenter, investigator-blinded, controlled study. J Dermatol Sci, 49：241-248, 2008.
3) 吉田亜希，前田文彦，高橋和宏ほか：炭酸ガスレーザーによる治療が奏功した白色面皰主体の尋常性痤瘡の 1 例．臨皮，66：367-370, 2012.
4) CLDM-T 研究会：リン酸クリンダマイシン外用ゲル剤（CLDM-T）の尋常性痤瘡に対する第Ⅲ相試験 ナジフロキサシンクリームを対照とした無作為割付け群間比較試験．臨床医薬，15：603-628, 1999.
5) 日本皮膚科学会尋常性痤瘡治療ガイドライン策定委員会：尋常性痤瘡治療ガイドライン．日皮会誌，118：1893-1923, 2008.
6) Eady EA：Bacterial resistance in acne. Dermatology, 196(1)：59-66, 1998.
7) Kurokawa I, Nishijima S, Asada Y：The antibiotic susceptibility of Propionibacterium acnes：a 15-year bacteriological study and retrospective

evaluation. *J Dermatol*, **15** : 149-154, 1988.
8) Nishijima S, Akamatsu H, Akamatsu M, et al : The antibiotic susceptibility of *Propionibacterium acnes* and *Staphylococcus epidermidis* isolated from acne. *J Dermatol*, **21** : 166-171, 1994.
9) Nishijima S, Kurokawa I, Katoh N, et al : The bacteriology of acne vulgaris and antimicrobial susceptibility of *Propionibacterium acnes* and *Staphylococcus epidermidis* isolated from acne lesions. *J Dermatol*, **27** : 318-323, 2000.
10) Ishida N, Nakaminami H, Noguchi N, et al : Antimicrobial susceptibilities of *Propionibacterium acnes* isolated from patients with acne vulgaris. *Microbiol Immunol*, **52** : 621-624, 2008.

《ニキビと診断できれば》

5 保険診療と自由診療
　[保険診療で何ができる？]

3）漢方薬の内服療法をどう使う？

小林裕美

◆ Key point ◆

1. 化膿性炎症には，荊芥連翹湯（ケイガイレンギョウトウ）を基本とした抗化膿性炎症薬を，毛包角化や面皰には，桂枝茯苓丸（ケイシブクリョウガン）加薏苡仁（カヨクイニン）などを用いるというように，治療目的の病態に応じて，漢方薬の薬理作用を理解して用いる．
2. 漢方薬内服の効果は，腸内環境に左右される．また，漢方療法は食習慣をはじめとする生活習慣の見直しを重視する．そのため，内服中も食習慣の見直しを並行して行い，内服期間を最短にできるよう努める．
3. 漢方薬の服薬状況，すなわち，アドヒアランスを把握するとともに，副作用の出現の有無に注意する．

A はじめに

　ニキビ治療において，漢方薬の内服療法が果たす役割は大きい．漢方薬には，化膿性炎症の再発予防や，背景因子としての内分泌アンバランスの改善に役立つ作用を有するものなどがある．そのため，標準治療に漢方薬を併用することで，患者満足度をより高めることができる．
　日本皮膚科学会のガイドライン[1]では，漢方療法について，荊芥連翹湯（ケイガイレンギョウトウ），清上防風湯（セイジョウボウフウトウ），十味敗毒湯（ジュウミハイドクトウ）は，「良質な根拠は少ないが，選択肢の一つとして推奨する」（C1）とされ，黄連解毒湯（オウレンゲドクトウ），温清飲（ウンセイイン），温経湯（ウンケイトウ），桂枝茯苓丸（ケイシブクリョウガン）は，「十分な根拠がないので，現時点では推奨できない」（C2）とされている．推奨度C1の漢方薬は，いずれも排膿作用を持つ生薬が配合されたもので，膿疱など表面に現れた皮疹に対する治療効果がみられやすい．一方，C2の漢方薬は個別に異なる背景因子や合併する症状を考慮して処方する薬剤で，ニキビ患者の一部のグループにのみ有効なため，大規模な比較試験による検証が困難であることが推測される．臨床現場においては，個別に異なるさまざまな病因・病態に対応することが求められるため，より多くの漢方薬の特徴を知っておくと，治療に役立てることができる．すなわち，ニキビ治療に漢方薬を活かすために，まず必要なことは，ニキビのさまざまな病態治療に有用な漢方薬の各々の薬理作用を理解することである．
　本稿では，ニキビに対しての標準的治療に漢方薬を併用してきた経験に基づいて，初めての方にも分かりやすい解説を試みる．

B 目的別漢方薬の選び方

1 漢方薬の薬理作用に基づく選び方

　ニキビ治療における漢方薬の選び方には，主たる皮疹の種類別に選ぶ選び方と，背景因子の改善

表 1. ニキビに対する漢方薬の選び方
（文献 2, 3, 10 より）

治療目的とする病態		代表薬
化膿性炎症	初期 ↓ 慢性期	十味敗毒湯 清上防風湯 荊芥連翹湯
毛包角化	白色面皰	桂枝茯苓丸加薏苡仁
瘢痕		駆瘀血剤加薏苡仁
背景因子	内分泌アンバランス 月経前増悪 ＋冷え	柴胡四物湯* 加味逍遙散 当帰芍薬散
背景因子	便秘	駆瘀血剤

*エキス製剤では，小柴胡湯＋四物湯

表 2. 十味敗毒湯（華岡青洲）の構成生薬と作用
（文献 5 を基に改変）

構成生薬	作用
桔梗・桜皮・甘草	排膿
荊芥・防風・独活・川芎	発汗解表，鎮痛，止痒
柴胡・桜皮	消炎，解熱
独活・茯苓	弱い利湿
生姜・甘草	調和

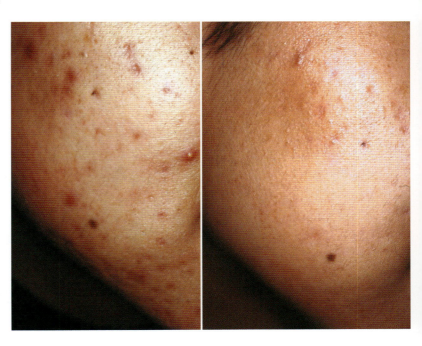

図 1.
十味敗毒湯使用例：抗菌薬内服および外用治療を 3 年間受けていたが皮疹消失しないため来院
　a：十味敗毒湯内服前
　b：十味敗毒湯 3 か月内服と食養生にて改善

を目指した選び方がある．表 1 はこれらをひとまとめにし，代表方剤を挙げることで単純化したものである[2)3)]．まず，代表方剤の薬理作用を理解しておくと，臨床現場で用いやすい．

2　化膿性炎症に対する漢方薬

a）十味敗毒湯

消炎・排膿作用のある柴胡（サイコ），桜皮（オウヒ），桔梗（キキョウ），甘草（カンゾウ）と，解表（表に現れた症状を除く），鎮痛，止痒作用を有する荊芥（ケイガイ），防風（ボウフウ），独活（ドクカツ），川芎（センキュウ），利水作用を持つ独活，茯苓（ブクリョウ），調和の生姜（ショウキョウ），甘草からなる[2)〜6)]（表 2）．急性期の比較的浅層における化膿性炎症病変を改善させる．桜皮の代わりに，樸樕（ボクソク）を用いた処方もあり，製薬会社により異なる．

十味敗毒湯は，癰や癤のような化膿性炎症の初期に用いる治療薬である[6)7)]と同時に，構成生薬の加減を行うことで，さまざまな皮膚疾患治療に応用されてきた．もともと「万病回春」を出典とする癰や癤の治療薬である荊防敗毒散（ケイボウハイドクサン）を基に，華岡青洲，有持桂里，浅田宗伯らがそれぞれに配合生薬の工夫を加えて，十味敗毒湯あるいは十味敗毒散とした[8)]．化膿性炎症の初期[6)7)]や，抗生剤内服・外用にても改善しない毛包炎の治療補助[6)]に用いる（図 1）．

丘疹，膿疱が主体で，抗菌薬内服を要するほど

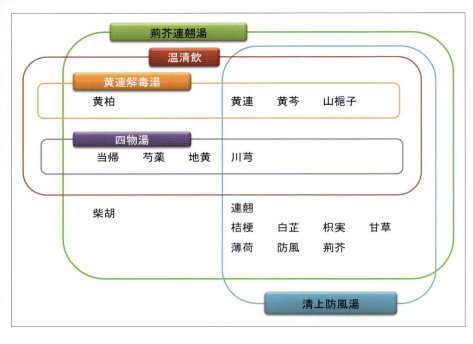

図 2.
清上防風湯と荊芥連翹湯の構成生薬比較

ではない軽症の皮疹や，抗菌薬内服後にさらなる改善を目指したいときに用いることが多い．顆粒や細粒製剤のほか，錠剤もあるため，患者の希望に応じて選択し，アドヒアランスを高める．

b）清上防風湯

解表の荊芥，防風，薄荷，白芷，清熱解毒の連翹，山梔子，黄連，黄芩，甘草，排膿の川芎，桔梗，枳実，白芷を組み合わせた方剤である（図2）．

清上防風湯はニキビに有効ではあるが，面皰よりも癤，面疔，尋常性毛瘡，膿疱（膿疱性痤瘡）などの化膿性疾患に対する方剤である[9)10)]．次に述べる荊芥連翹湯とよく似た処方であるが，より急性の，頭部・顔面の膿疱性病変に対する薬剤である[4)10)]．男性で脂漏を伴う例に対して有用であることが多い．

c）荊芥連翹湯

抗炎症の黄連，黄芩，黄柏，山梔子に，抗化膿性炎症作用を有する連翹，排膿の桔梗，白芷，枳実，芍薬，甘草，解表の薄荷，柴胡，防風，荊芥が加わり，さらに，四物湯成分の当帰，川芎，芍薬，地黄が配合されていることにより，皮膚に対する滋潤作用と内分泌のアンバランスを整える作用も有する[2)〜10)]（図2）．

本剤は，一貫堂の解毒証体質に対する治療薬として作られたものである[2)〜10)]．同名の荊芥連翹湯が蓄膿症や中耳炎などの炎症に対する方剤として「万病回春」にあるが，一貫堂方はさらに多味の方剤で，化膿性炎症（慢性期）[2)3)]や膿疱性痤瘡[5)]に用いる．

赤松らは，荊芥連翹湯が痤瘡改善につながる抗酸化作用を有することを報告し[11)]，檜垣らは，特にP. acnesに対し，他の漢方に比して高い抗菌活性を示すことを報告した[12)]．

浸潤を触れる紅色丘疹，膿疱が多いなど，やや深部に炎症が及ぶ慢性の病態を改善させる．抗菌薬内服療法のみでは改善が不十分な際に途中から併用してもよい．

橋本らは，139例のニキビ患者を，荊芥連翹湯単独投与群，テトラサイクリン系抗生物質単独投与群，両者の併用投与群の3群に分け，2週間ごと，8週間観察し，併用群は他の2群に比べ高い有用率（78.6％）であったと報告している[13)]．

一方，本剤は，抗菌薬内服治療後，残存する丘疹，膿疱，紅斑を改善させるために単独で用いても有用である．本剤は，慢性炎症の治療薬である温清飲が含まれた処方であり，温清飲に含まれる四物湯の内分泌調整作用も相まって，ニキビの再発予防効果も期待できる．

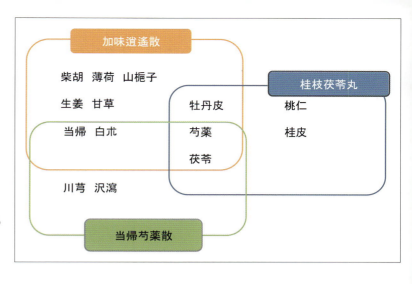

図 3.
女性にみられやすい症状に用いられる
3大処方と構成生薬

3 面皰に対する漢方薬（表1）

毛包の異常角化は漢方における「瘀血」と考えられ，駆瘀血剤のファーストチョイスに用いやすい桂枝茯苓丸をベースに薏苡仁を加えた桂枝茯苓丸加薏苡仁などを用いる．

薏苡仁は水分調整作用，抗炎症作用，抗補体作用，皮脂分泌機能調整作用などが報告されている薬剤で，やや多めに用いるとこれらの効果が明らかになりやすい[2)~4)]．一方，薏苡仁を用いると，一時的にニキビが悪化する例もあり，他の治療を併用しつつ，調整する．

4 背景因子に対する漢方薬（表1）

a）内分泌アンバランス調整

基本となる柴胡四物湯はエキス製剤にないため，内分泌調整作用を持つ四物湯と自律神経，情動中枢を調整する小柴胡湯を合方する[3)9)]．

(1) 月経前増悪に対して

自律神経調整に働く柴胡，芍薬，甘草に鎮静作用のある薄荷，茯苓，月経障害を改善する当帰，芍薬，水分調整の白朮，茯苓，消炎作用がありイライラ感も治す牡丹皮，山梔子を構成生薬とする加味逍遙散[2)~10)]（図3）を標準治療に併用することで，再燃を抑制し，徐々に改善に向かわせることができる．

(2) 虚弱で冷え症，浮腫傾向を伴う例に対して

色白で，むくみやすく，冷え症を伴うニキビでは，炎症症状はあまり強くなく，外用療法に当帰芍薬散内服を併用するのみで改善する例がある．

さらに冷えが強いときは五積散も有用である．いずれも，当帰，芍薬で皮膚の血行がよくなり，当帰，川芎，芍薬で内分泌機能を改善する．当帰芍薬散（図3）は，白朮，茯苓，沢瀉で体内の過剰な水分を排出し，浮腫を除く作用もある[2)~10)]．

b）便秘を伴う例

便秘の原因を明らかにし，それぞれに応じた対応が必要となるが，ニキビ治療においては一般に，駆瘀血剤（桂枝茯苓丸（図3），通導散，桃核承気湯など）が有用である[2)~10)]．

C 選んだ漢方薬をどう使う？

図4に筆者が実践してきた漢方療法の使い方の例を示した[2)14)]．

内服した漢方薬の有効成分が吸収される際には，腸内環境が影響する．また，食事を含めた生活習慣改善は漢方療法の重要な要素である．なかでも取り組みやすい食の注意においては，砂糖など甘いものの過剰摂取を避け，炎症を促進するn-6系脂肪酸の過剰を減らし，炎症を抑制するn-3系脂肪酸が豊富な魚介類で汚染の影響の少ないものや野菜類の摂取を推奨する．このような食事指導は，個別の要素を加味し，臨床経過をみながら調整すべきものであるため，食事日記を利用するとよい[15)]．

ニキビに頻用される漢方薬の味は，ときに受け入れにくいこともある．内服していない場合に，

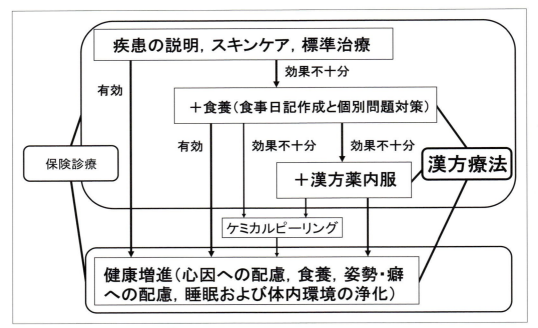

図 4. 漢方療法の使い方（文献 2 より）
（Kobayashi H, et al：eCAM, 1(2)：145-155, 2004 を基に改変）

そのことを医師に伝えづらくしないよう配慮が必要である．漢方エキス製剤にも顆粒や細粒のほか錠剤があるものもあるうえ，顆粒や細粒を内服するときのコツもある．よく相談して漢方薬を選び，受診ごとに服薬状況，アドヒアランスを確認することが大切である．

D 注意しておきたいこと

処方前に，漢方薬の成分に対するアレルギーの有無をチェックすることはもちろん，内服開始後も，適切な時期に血液検査を行い，副作用の出現の有無に気を付けておく．間質性肺炎や肝機能障害のほか，甘草含有製剤やグリチルリチン酸およびその塩類を含有する製剤では，偽アルドステロン症やミオパシーの出現がないか注意が必要である．

最近，山梔子を含む漢方薬の長期投与による腸間膜静脈硬化症の報告もあり，副作用が疑われる際は，内服を中止するとともに適切な検査と処置を行うことが肝要である．

E おわりに

現代西洋医学的薬物療法と同様に，漢方薬も適切な量の薬剤を適切に用いなければ，十分な効果は期待できない．漢方薬の適量は，腸内環境の影響を受けるなど，個別にかなり異なるため，少量でも効かせるようにする食養生の併用は重要である．また，アドヒアランスを確認しないと，内服していないのに漢方薬を無効と誤って判定してしまうこともある．このような誤りを減らすためにも，コミュニケーションをよくとっておくことが，漢方薬内服療法を成功させるコツかもしれない．

他の治療のみでは十分な治療効果が得られないニキビに対して漢方療法を併用することで，表面に現れた症状が軽快するだけでなく，内面からの健康増進ができることを目指していきたい．

文献

1) 林　伸和，赤松浩彦，岩月啓氏ほか：尋常性痤瘡治療ガイドライン．日皮会誌，**118**(10)：1893-1923, 2008.

2) 小林裕美, 鶴田大輔, 水野信之ほか：ニキビに対する漢方療法. 日臨皮会誌, **26**：475-480, 2009.
3) 小林裕美, 石井正光：漢方を用いた治療のコツ. *MB Derma*, **170**：77-82, 2010.
4) 高橋邦明：皮膚疾患の漢方治療総論―中医学的理論を基礎として―. 皮膚, **39**(1)：1-23, 1997.
5) 坂東正造：皮膚科疾患. 病名漢方治療の実際―山本巌の漢方医学と構造主義(坂東正造著), メディカルユーコン, 京都, pp. 360-394, 2002.
6) 小林裕美：皮膚科疾患. 漢方内科学(水野修一編), メディカルユーコン, 京都, pp. 673-742, 2007.
7) 高橋邦明：皮膚疾患と和漢治療薬. 和漢医薬学(大塚恭男編), 情報開発研究所, 東京, pp. 208-209, 1987.
8) 山本　巌：現在の漢方製剤の応用法を中心とした皮膚科臨床講座II―蕁麻疹. *The Kampo*, **2**(3)：121-127, 1984.
9) 山本　巌：現在の漢方製剤の応用法を中心とした皮膚科臨床講座IV―痤瘡. *The Kampo*, **2**(6)：282-287, 1984.
10) 小林裕美, 石井正光：にきび. "治せる"医師をめざす疾患・症状別はじめての漢方治療―原典条文と最新エビデンスに基づいた漢方医学実践―(後山尚久編), 診断と治療社, 東京, pp. 174-177, 2013.
11) Akamatsu H, Asada Y, Horio T：Effect of Keigai-rengyo-to, a Japanese Kampo medicine, on neutrophils functions：a possible mechanism of action of Keigai-rengyo-to in acne. *J Int Med Res*, **25**(5)：255-265, 1997.
12) Higaki S, Morimatsu S, Morohashi M, et al：Susceptibility of *Propionibacterium acnes*, *Staphylococcus aureus* and *Staphylococcus epidermidis* to 10 Kampo formulations. *J Int Med Res*, **25**(6)：318-324, 1997.
13) 橋本喜夫, 松尾　忍, 飯塚　一：痤瘡に対する荊芥連翹湯の使用経験. 第12回皮膚科東洋医学研究会記録, pp. 46-53, 1994.
14) Kobayashi H, Takahashi K, Mizuno N, et al：An alternative approach to atopic dermatitis：Part II-Summary of cases and discussion. *Evid Based Complement Alternat Med*, **1**(2)：145-155, 2004.
15) 小林裕美, 石井正光：皮膚科における食事療法の現状. *MB Derma*, **74**：56-65, 2003.

《ニキビと診断できれば》

5 保険診療と自由診療
[保険診療で何ができる？]
4）併用療法をどう使う？

小林美和

◆ Key point ◆

1. 作用の異なる薬剤を組み合わせることが併用療法の利点である．
2. 炎症性痤瘡に対する抗菌薬とアダパレンの併用療法は，治療開始時から行う．
3. 耐性菌発生を防ぐ目的でも抗菌薬と他薬剤の併用療法が勧められる．
4. 外用薬の合剤は，併用療法に伴う煩雑な重ね塗りの手間を省くことができることから，導入が期待される．

A はじめに

併用療法のコンセプトは，次の2つに集約される．1つ目は，作用の異なる治療法を組み合わせることで，ニキビ治療の相加相乗効果を狙うものである（表1）．例えば，レチノイド外用は面皰形成抑制作用が強いが，P. acnes に対する抑制作用は持たない．これを補うため，抗菌外用薬や抗菌内服薬を同時に投与することで痤瘡治療を多角的に行うことが可能となる．2つ目は，治療に伴う不快な症状を緩和し，治療を円滑に進めるための支持療法としての併用である．痤瘡治療では，レチノイド外用による乾燥刺激症状の緩和がこれにあたる．

ニキビ治療薬の種類が増えると，単純に選択肢が増えるだけでなく，作用の異なる複数の治療薬を組み合わせる併用療法で，さらに治療法の選択肢が広がる．例えば，症状による使い分け，経過による治療薬の変更，年齢，性別や生活歴に応じて最適な治療法を考え，提供することが可能となる．

B 抗菌薬の併用療法

炎症性痤瘡の治療に欠かせない抗菌薬投与については，耐性菌発生の問題がある．特にニキビは慢性炎症性疾患であるため，通常の感染症治療と

抑制作用	皮脂分泌	面皰	P. acnes	炎症
過酸化ベンゾイル	—	↓	↓↓	↓↓
抗菌外用薬	—	↓	↓↓	↓↓
レチノイド外用	—	↓↓↓	—	↓↓
イソトレチノイン内服	↓↓↓	↓↓	↓↓↓	↓↓↓
テトラサイクリン内服	—	↓	↓↓↓	↓↓↓

表 1.
痤瘡治療薬の特徴
（文献14より改変，一部抜粋）

表 2. 尋常性痤瘡治療ガイドラインにおける併用療法に関する Clinical Question（文献1より一部抜粋）

	Clinical Question	推奨度	推奨文
CQ 3	痤瘡（炎症性皮疹：軽症～中等症）にアダパレン外用と抗菌薬外用の併用は有効か？	A	痤瘡（炎症性皮疹：軽症～中等症）に対して，アダパレン外用と抗菌薬外用の併用を強く推奨する．
CQ 4	痤瘡（炎症性皮疹：中等症～重症）にアダパレン外用と抗菌薬内服の併用は有効か？	A	痤瘡（炎症性皮疹：中等症～重症）に対して，アダパレン外用と抗菌薬内服の併用を強く推奨する．

比べると圧倒的に治療期間が長くなる．ニキビ治療においては，これまで漫然と抗菌薬を投与継続してきたため，耐性化が世界的に問題となった．そこで，併用療法を行うことにより，炎症性皮疹に対する抗菌薬の投与期間を短縮することを狙う．また，抗生物質ではない抗菌薬を併用もしくは交代して使用することで，菌の耐性化を抑える効果も期待される．

2008年に発表された本邦の痤瘡治療ガイドライン[1]のなかでは，炎症性痤瘡に対し，抗菌外用薬とアダパレンの併用，抗菌内服薬とアダパレンの併用がそれぞれ推奨度Aとされた（表2）．その後，国内での臨床試験の結果が報告され，現在では炎症性痤瘡に対しては併用療法が第一選択となりつつある．抗菌薬とアダパレンの併用療法は，薬剤が複数になるため，単独療法に比べると費用がかさみ薬剤管理が煩雑になるという欠点はあるものの，炎症性皮疹が早く減少するという利点がある（図1）．炎症性皮疹は，発赤を伴うため，面皰に比べると目立つ．この目立つ炎症性皮疹を早く減らすことは，治療効果を示すのに有効である．また，早く減少する，という長所を最大限に生かすために，併用療法は治療の初期に行うべきである．つまり，治療を進め，ある程度ニキビが減った状態で併用を開始しても，皮疹数の減少が感じられにくい．なにより，患者は1日でも早く改善したいと願っているため，より効果の高い治療法を後出しする理由はない．

なお，海外でのガイドライン[2)~4)]では，外用薬の併用療法が推奨度の高い治療法として提示されており，トレチノイン，過酸化ベンゾイル，抗菌外用薬，アゼライン酸を組み合わせたものとなっている．

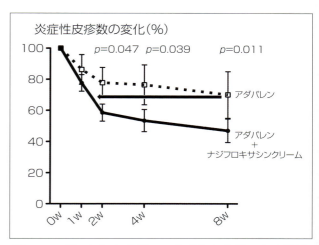

図 1. アダパレンとナジフロキサシンクリームの併用療法（文献7より改変）
アダパレン単独治療（点線）と比較し，併用療法（実線）では，皮疹数の減少が早い．アダパレン単独治療8週間と併用療法2週間での炎症性皮疹数の減少率は同等であった．

C アダパレンと抗菌外用薬

アダパレンと抗菌外用薬の併用療法については，2008年の尋常性痤瘡治療ガイドライン中のCQ 3で炎症性皮疹に対して推奨度Aとされている．この併用療法の有効性については，クリンダマイシンローション，クリンダマイシンゲル，ナジフロキサシンクリームについて報告がある．クリンダマイシンローションとアダパレンの併用療法[5)]の有効性については海外からの報告であり，クリンダマイシンゲル[6)]およびナジフロキサシンクリーム[7)]（図2, 3）との併用療法は本邦にて行われた試験である．本邦でニキビ治療に対して保険適用のある抗菌外用薬は上記2剤であり，他の抗菌外用薬は軟膏基剤であることから痤瘡治療に使われることは多くない．

この併用療法は外用薬2剤の併用であるため，

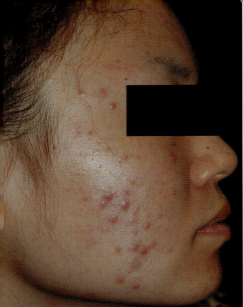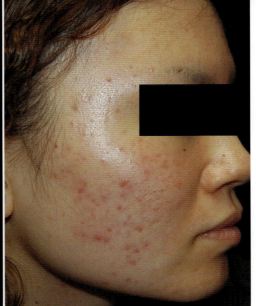

図 2.
アダパレン単独治療群．10代，女性
　a：治療開始前
　b：治療8週後

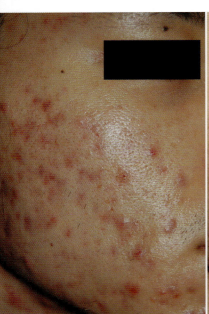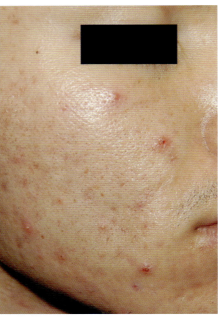

図 3.
アダパレンとナジフロキサシンクリームの併用療法群．20代，男性
　a：治療開始前
　b：治療8週後

塗布の順序にも工夫が必要である．アダパレンとクリンダマイシンローションの併用療法では，アダパレン塗布から5分経過してクリンダマイシンを塗布すると，クリンダマイシンの経皮吸収がよいことが報告されている[8]．このように，外用する範囲の広いアダパレンを塗布した後に，炎症性皮疹を狙って抗菌外用薬を塗布することは，感覚的にも受け入れやすい．また，基剤による塗り心地の違いを考慮すると，ゲルやローション基剤の外用薬を先に塗り，クリーム基剤の外用薬を重ねて塗るほうが，使用感がよい．塗布の順序についてはさまざまな意見があるが，海外では，アダパレンと抗菌外用薬の合剤が広く使用されており，煩雑な重ね塗りの手間が省ける利点がある．

D アダパレンと抗菌内服薬

アダパレンと抗菌内服薬の併用療法について

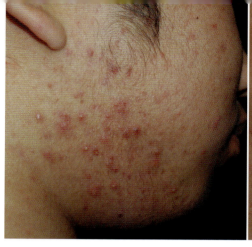
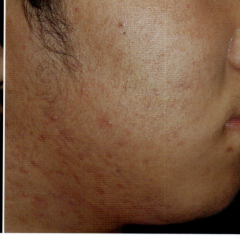

図 4.
アダパレン，ナジフロキサシンクリーム，ファロペネムの併用症例. 10代，男性
　a：治療開始前
　b：治療 4 週後

は，ガイドライン中の CQ4 で炎症性皮疹に対して推奨度 A とされている．この併用療法の有効性については，ドキシサイクリン，リメサイクリン，ファロペネムについて報告がある．リメサイクリンは本邦では上市されていないため使用できない．アダパレンとファロペネムの併用療法[9]は，本邦で試験されたものである．

併用療法に用いる抗菌内服薬としては，本邦でニキビ治療に用いることのできる薬剤がすべて選択肢として挙げられる．

海外での痤瘡治療ガイドラインでは，抗菌薬は必ずトレチノインなどの他薬と併用することとされている[2)3)]．特に抗菌薬の長期内服は，耐性菌発生が最も懸念される治療法であるため，アダパレンや他の薬剤との併用療法を積極的に行うべきである．

E　アダパレンと抗菌外用薬と抗菌内服薬

抗菌外用薬と抗菌内服薬の併用療法は，本邦では長らく行われてきた治療法である．現在では，原則として抗菌薬のみでニキビ治療を行わないため，これにアダパレンを加えた併用療法となる．欧米のガイドラインでは，中等症以上のニキビに対して内服抗菌薬と外用レチノイドの併用療法に過酸化ベンゾイルを加えるとされており[2)3)]，小児向けのガイドラインでは内服抗菌薬と外用レチノイドの併用療法に，過酸化ベンゾイルもしくは抗菌外用薬を追加とされている[4)]．海外で行われた試験では，アダパレンと過酸化ベンゾイルの合剤にリメサイクリン内服，ドキシサイクリン内服[10)]を加えた併用療法の有効性が報告されている．

本邦における保険診療では，抗菌薬の内服，外用とアダパレンの組み合わせで行われてきた（図 4）．抗菌薬を複数投与する場合には一般的なルールも考慮しなければならない．すなわち，系統の異なる薬剤を組み合わせること，殺菌性抗菌薬と静菌性抗菌薬の組み合わせは拮抗作用があるため避けること，である．ニキビ治療では，静菌性抗菌薬でも外用であれば高濃度で患部に到達し，殺菌効果が発揮されると考えられている．一方，系統の異なる薬剤の組み合わせを選ぶこと，つまり同系統薬剤の組み合わせを避けることには留意しなければならないだろう．例えばマクロライド系の外用薬と内服薬の組み合わせ，ニューキノロン系の外用薬と内服薬の組み合わせは，抗菌薬耐性菌に無効であるだけでなく，耐性菌を増やすおそれがあるため避けるべきであろう．なお，海外では過酸化ベンゾイルを抗菌薬に代えることで，抗菌薬内服と外用の併用は原則行わないように提言されている．

F　過酸化ベンゾイルの併用

過酸化ベンゾイル外用は，抗菌内服薬，抗菌外用薬，トレチノイン外用との併用療法が可能であり，それぞれの有効性を示す臨床試験結果が報告されている．また，過酸化ベンゾイルとクリンダ

マイシン，過酸化ベンゾイルとアダパレンの合剤もあり，海外では広く使用されている．耐性菌発生を防止する観点から，抗菌薬長期投与を避けるために過酸化ベンゾイル外用と抗菌薬をスイッチして使用することも提言されている[3]．

G 保湿外用薬の併用

レチノイド外用中には，乾燥刺激感が生じるため保湿のスキンケアが必要となる．乾皮症の症状が出現した場合には，保湿外用薬を使用することになるが，ニキビに保湿外用薬を塗布することに関しては賛否両論があり，また保湿と治療薬の塗布順序に関しても論じられている．

本邦では，アダパレンによるニキビ治療に保湿剤のヘパリン類似物質を併用した試験が報告されている[11]．併用群では，治療開始時よりヘパリン類似物質を顔面全体に塗布した後に，アダパレンを外用させている．対照群ではアダパレン外用治療中，乾燥症状が出現した時点でヘパリン類似物質塗布を追加している．炎症性皮疹数，面皰数の経過は，併用群は対照群と比較し同等の効果が得られている．さらに，対照群では刺激症状が強く，脱落例もみられている．アダパレン外用に保湿外用薬を併用してもニキビ治療に影響せず，むしろ治療継続性を高めるといえる．

H その他の保険診療との併用

その他，ニキビに適用がある治療としては，赤外線照射，イオントフォレーゼ，面皰圧出，イオウ製剤外用薬，漢方薬，ビタミン剤がある．イオウ製剤はアダパレンと併用すると乾燥症状が助長されるため勧めにくいが，他の治療は抗菌薬，アダパレンとの併用療法として用いることができる．

赤外線照射，イオントフォレーゼは，医療機器承認を受けた機器を使用すれば保険診療で行える．イオントフォレーゼは，他治療で難治な場合のみ算定可能とされているが，臨床の場では保険適用のない導入薬液を用いるため，自費診療として行われることが多い．

面皰圧出は，膿疱，面皰の数をその場で減らすことができるだけでなく，ニキビ患者のスキンケア指導の一環としても役立つ．処置中に説明をしてもよいし，自己排膿をさせないように促すこともできる．

漢方薬では，荊芥連翹湯と清上防風湯が保険適用を有している．また，十味敗毒湯は外用治療との併用療法[12]での効果，荊芥連翹湯はテトラサイクリン系抗菌内服薬との併用療法[13]での効果が確認されている．その他の漢方薬も，それぞれの特徴を生かして，併用療法薬として使用できる．例えば，抗菌内服薬からの変更や代替に十味敗毒湯や清上防風湯などの化膿性炎症を抑えるものを，月経前に増悪を繰り返す場合には加味逍遙散を加えるなど，併用療法の幅がさらに広がる．

また，瘢痕ケロイドを伴うニキビではトラニラスト内服が併用療法として選択肢に挙がり，痒みを訴える場合にもトラニラストによる止痒効果が期待できる．肥厚性瘢痕，ケロイドにはステロイド局注も併用する．

I さいごに

本稿では保険診療内で行う併用療法について述べたが，ニキビ治療薬が増えると併用療法の幅も広がる．また，同時併用に限らずいくつかの薬剤を交互に投与していくことで，長期にわたるニキビ治療に変化をつけることも可能となる．例えば，アダパレンが使用できない患者にはイオウ製剤外用や過酸化ベンゾイル外用に置き換えて併用療法を行える．また，抗菌薬を中止する際に，過酸化ベンゾイルに置き換えることで効果を落とすことなく治療継続することもできる．

ニキビのさまざまな症状や悪化因子に対応できるよう，それぞれの薬剤の特徴を生かした併用療法を組み立てることで，保険診療の範囲内でも治療の幅を大きく広げることができる．

文献

1) 林 伸和, 赤松浩彦, 岩月啓氏ほか：尋常性痤瘡治療ガイドライン. 日皮会誌, **118**(10)：1893-1923, 2008.
2) Nast A, Dreno B, Bettoli A, et al：European evidence-based (S3) guidelines for the treatment of acne. *J Eur Acad Dermatol Venereol*, **26**(Suppl 1)：1-29, 2012.
3) Thiboutot D, Gollnick H, Bettoli V, et al：New insights into the management of acne：an update from the Global Alliance to Improve Outcomes in Acne group. *J Am Acad Dermatol*, **60**(5 Suppl)：S1-50, 2009.
4) Eichenfield LF, Krakowski AC, Piggott C, et al：Evidence-based recommendations for the diagnosis and treatment of pediatric acne. *Pediatrics*, **131**(Suppl 3)：S163-186, 2013.
5) Wolf JE, Kaplan D, Kraus SJ, et al：Efficacy and tolerability of combined topical treatment of acne vulgaris with adapalene and clindamycin：A multicenter, randomized, investigator-blinded study. *J Am Acad Dermatol*, **49**：S211-217, 2003.
6) 林 伸和, 宮地良樹, 川島 眞：尋常性痤瘡に対する外用抗菌薬（クリンダマイシンゲル）とアダパレンゲルの併用効果と適切な併用期間の検討. 臨皮, **65**：181-189, 2011.
7) Kobayashi M, Nakagawa T, Fukamachi K, et al：Efficacy of combined topical treatment of acne vulgaris with adapalene and nadifloxacin：a randomized study. *J Dermatol*, **38**(12)：1163-1166, 2011.
8) Jain GK, Ahmed FJ：Adapalene pretreatment increases follicular penetration of clindamycin：*in vitro* and *in vivo* studies. *Indian J Dermatol Venereol Leprol*, **73**(5)：326-329, 2007.
9) Hayashi N, Kawashima M：Multicenter randomized controlled trial on combination therapy with 0.1% adapalene gel and oral antibiotics for acne vulgaris：comparison of the efficacy of adapalene gel alone and in combination with oral faropenem. *J Dermatol*, **39**(6)：511-515, 2012.
10) Gold LS, Cruz A, Eichenfield L, et al：Effective and safe combination therapy for severe acne vulgaris：a randomized, vehicle-controlled, double-blind study of adapalene 0.1%-benzoyl peroxide 2.5% fixed-dose combination gel with doxycycline hyclate 100 mg. *Cutis*, **85**(2)：94-104, 2010.
11) Hayashi N, Kawashima M：Study of the usefulness of moisturizers on adherence of acne patients treated with adapalene. *J Dermatol*, **41**(7)：592-597, 2014.
12) 大熊守也：尋常性痤瘡の漢方内服, 外用剤併用療法. 和漢医薬学会誌, **10**：131-134, 1993.
13) 橋本喜夫, 松尾 忍, 飯塚 一：痤瘡に対する荊芥連翹湯の使用経験. 皮膚科における漢方治療の現況5（皮膚科東洋医学研究会編）, 医学書院, 東京, pp. 46-53, 1994.
14) Leyden JJ：A review of the use of combination therapies for the treatment of acne vulgaris. *J Am Acad Dermatol*, **49**(3 Suppl)：S200-210, 2003.

《ニキビと診断できれば》

5 保険診療と自由診療
［自由診療で何ができる？］

1）自由診療を行うときの注意点とコツ

長濱通子

◆ **Key point** ◆

ニキビ治療において保険診療と自由診療の違いを理解する．自由診療を行う際は，ニキビ症状に対して自由診療による治療の必要性について検討し，適応を把握し，治療費用をも含めた治療についての詳細な説明が必要とされる．

A はじめに

ニキビはごく一般的かつ身近な疾患であり，その臨床像や重症度はさまざまではあるが，すべての皮膚科医が治療に携わる疾患である．しかし，海外と比してニキビに対し医師が保険診療で対応できる我が国の治療法，ツールは案外少なく限られているのが現状である．ニキビは患者にとって美容的な観点から精神的苦痛を伴う場合もあり，できるだけ早くよくする治療が求められる．保険診療で改善されない，または満足な結果が得られないニキビ患者に対しては，有効でかつ患者の満足度を高めるための新たなツールとして自由診療による治療を活用すべきと考える．

B 自由診療について

現在，日本の健康保険制度では保険診療と自由診療（保険外給付診療）を併用した混合診療は認められていない．従って，ニキビ患者において自由診療による治療を行う場合は，その適応について治療前に十分検討されなければならない．まずは保険診療による治療が一定期間行われた後に，改善がみられない難治性ニキビか，または治療の限界と思われた場合に自由診療による治療法が検討されるべきと考える．自由診療では保険診療と異なり，診療行為について医師の裁量によるところが大きくなるため，治療前に費用を含めた，より詳細な説明が求められる．将来的に規制緩和による混合診療が認められるようになるまでは，現状として混乱を招かないような注意が必要である．

C 自由診療を行う際の注意点

自由診療による治療を行う際は混合診療にならないよう留意するだけでなく，治療法について熟知し，ニキビ患者の症状を的確に診断し，その要望に応えられる適切な治療法を提案することが必要となる．従って，実際の診療においては以下の点が重要となる．①ニキビ患者の現状の説明，②治療法の提案，③治療についてその方法，経過，予後の説明，④治療費についての説明，⑤治療限界についての説明，⑥治療法の副作用についての説明，⑦保険適応である内服薬や外用薬を併用する際は自費となる旨の説明，⑧同意書の作成，⑨治

表 1. ニキビ治療法

	保険適応	保険適応外
内服薬	抗菌薬（ロキシスロマイシン，ファロペネム，セフロキシム，レボフロキサシン，トスフロキサシン，スパルフロキサシンほか） 漢方薬	イソトレチノイン（アキュテイン） 低用量ピル メトロニダゾール（フラジール®） ジアフェニルスルホン（レクチゾール®）
外用薬	クリンダマイシン ナジフロキサシン アダパレン（ディフェリン®） ベンゾイルパーオキサイド（BPO）	アゼライン酸
施術法	面皰圧出法	ケミカルピーリング レーザー 光線力学的療法（PDT） フラクショナルレーザー

療前，治療中，治療後の経過写真撮影．

前述のとおり，現状では混合診療は認められていないため，混合診療にならないように患者への詳細な説明と保険診療との明確な区別が必要となる．

主に自由診療の対象となるのは，保険診療では治療困難な難治性ニキビやニキビ後の瘢痕である．ニキビ瘢痕に対する治療は保険診療では不可能であり，ニキビ瘢痕の治療を求めている患者に対しては，最初から自由診療による治療を勧めるべきと考える．また，一般の患者にとってはニキビ瘢痕もニキビの延長線上にあり，ニキビと同じものと考えていることが多く，保険診療でニキビは略治していてもニキビ瘢痕が治っていないことを不満として訴える患者もいるため，自由診療による治療を行っていない場合でも保険診療で改善できる限界について，患者によく説明しておくほうがよいと思われる．

D 治療法について

自由診療でのニキビに対する治療は表1のごとくさまざまある．自由診療では治療ツールが増える一方，治療法の選択について医師の裁量によるところが大きくなるため，医師が個々の治療法の特性を理解し症状に適した治療法の選択を行えるようにすること，そして治療法がエビデンスレベルにおいて，どの程度有効かを知っておかなければならない．そのうえで自身の治療ツールとして，どの治療法を取り入れるかを考える必要がある．薬物療法やケミカルピーリングなどの治療は経営上コストがあまりかからず導入しやすいが，薬物を使用するため，その副作用についてよく把握し，投与前の説明と副作用を生じた場合の対応を速やかに行うよう対処しておかなければならない．一方，レーザーなど機器を使用する治療を取り入れる際は，機器の購入費や維持費などの費用がかかるため，経営上採算面で可能な投資かどうかを機器の購入前にしっかり検討しておいたほうがよい．メーカーによる機器の説明を聞くだけではなく，機器による治療が真に有効かどうかも調査してから購入を考えるべきと思われる．

E 症 例

治療例を示す．

症例1（）：23歳，女性．近医皮膚科にて内服や外用治療を受けたが，しだいに膿疱が増えニキビが悪化してきたため当科初診された．難治性ニキビと診断し，グリコール酸ケミカルピーリング（Glycolic Acid Chemical Peeling；GACP）を月1回施行した．GACPが著効し計8回（20% GACP 6回，35% GACP 2回）終了後（図1-b）には膿疱は消失した．ただし，ニキビ瘢痕は残存するため，ニキビ瘢痕に対してはGACPでは治療限界であることを説明した．

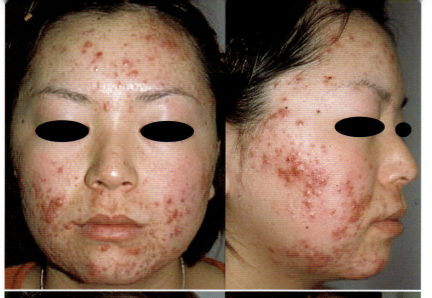

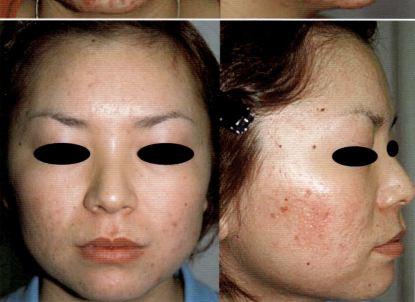

図 1.
23 歳，女性
　a：治療前
　b：8 回 GACP 後

症例 2（**図 2-a**）：42 歳，女性．20 歳ごろから酒皶によるニキビ症状に悩み，種々の美容クリニックやエステなどで加療するも改善なく当科初診された．自費診療を行う前に症例の普段のスキンケアの問題点を把握し，その改善を指導したところ，保険診療による内服，外用治療と適切なスキンケア指導のみでニキビ症状の改善がみられた（**図 2-b**）．

薬物や機器による治療だけではなく，適切なホームケア，スキンケアの指導が重要であることが再認識された．

症例 3（**図 3-a**）：26 歳，女性．22 歳ごろよりニキビ症状に悩み，近医皮膚科で抗生物質や漢方薬などの内服および外用治療を受けていた．しだいに悪化してきたため 24 歳ごろよりヒドロコルチゾン（コートリル®）内服処方され約 2 年間治療するもニキビ症状の改善はみられず，悪化してきたため当科初診された．初診時，多数の膿疱だけではなく，両頬部，顎部，鼻部，眉間部などに広範囲に鮮紅色の浮腫性紅斑がみられた．酒皶と診断し，ヒドロコルチゾン内服中止，ロキシスロマイシン（ルリッド®）内服およびスキンケア指導とダイレーザー照射，GACP，IPL（Intense Pulsed Light）照射治療などを施行したところ，約 2 年間でしだいに改善した（**図 3-b**）．酒皶によるニキビ症状や顔の赤みがダイレーザー照射や IPL 照射治療によって改善され，レーザー照射などが補助

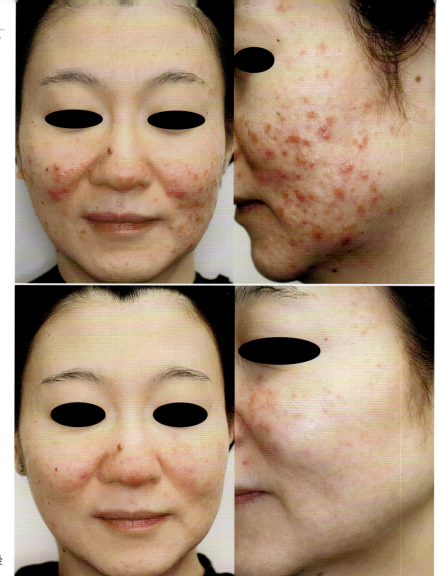

図 2.
42歳，女性
　a：治療前
　b：8か月後

療法として奏効したと考えられた．

自由診療を行うコツ

　ニキビは思春期の学生から大人まで，もっとも容姿が気になる年齢時の主に顔に生じる疾患であるため，患者が精神的な苦痛を伴っている場合が多い．その苦痛や悩みの深さは客観的なニキビの重症度と必ずしも比例しておらず，軽症であっても神経質に悩んでいる患者も多い．

　治療する医師として，初診時に患者の症状を的確に判断し，どういった症状の改善をどの程度まで患者が望んでいるのかを察知できるかが，その後の治療の進め方を大きく左右すると思われる．すなわち患者がニキビの何を一番苦痛と感じているかを把握し，共感し，改善の可能性を示して治療法を提示することが，自由診療を行ううえでのコツだと考えている．

　症例2のように自由診療を行わずとも，患者の問題点を把握し保険治療とスキンケア指導を行うだけでニキビ症状が改善する例もある一方，症例1のような難治性ニキビがGACP治療で著明に改善できた例や，症例3のような酒皶によるニキビ症状が重症化した例でも，レーザー照射などの

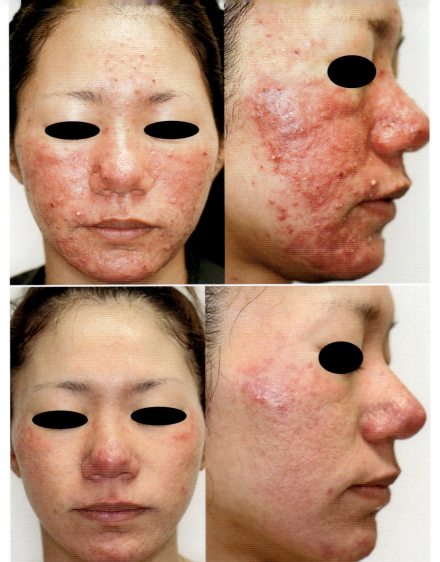

図 3.
26 歳，女性
　a：治療前
　b：治療 2 年後

治療が補助療法として著効し患者の悩みであったニキビ症状や顔の赤みを改善できた例を経験した．

　ニキビ患者に対し，やたら自由診療を勧めるのではなく，患者にとってニキビの何が苦痛なのかを理解し，解決への早道が保険診療ではない場合に自由診療を勧めるべきである．自由診療を行うコツは，患者の悩みを理解し，医師と患者がお互い納得できる治療法で同じゴールを目指すことだと考えている．

G　おわりに

　将来的に緩和政策が進み，混合診療解禁となるまでは，現状に則した診療を行わざるをえない．ニキビ治療においての自由診療は，現行の保険診療では対応できない難治性ニキビやニキビ瘢痕に対する有効な治療ツールとして用いられることで，ニキビ治療の可能性が広がると思われる．

《ニキビと診断できれば》

5 保険診療と自由診療
　［自由診療で何ができる？］

2）ケミカルピーリングをどう使う？

山本有紀

◆ Key point ◆

1. ケミカルピーリングは皮膚科学に則った角層治療である．
2. 使用する試薬，濃度，作用時間などを工夫するオーダーメイド治療である．
3. ケミカルピーリングは自由診療であり，混合診療になることへの配慮は必要．
4. 現状では，ニキビに対するエビデンスレベルは低い．

A はじめに

　ケミカルピーリングは，皮膚に化学物質を塗布することで皮膚表面，特に角層を剥脱させ，ケラチノサイトより分泌されるサイトカインや成長因子などにより皮膚再生を促す創傷治癒機転を利用した治療法である．ニキビに対しては作用機序的にもよい適応で，また，多くの症例報告より高い有効性が評価されていた治療ではあったが，2008年に作成された日本皮膚科学会「尋常性痤瘡治療ガイドライン」[1]においては，エビデンスレベルの高い論文がないことより，非炎症性皮疹・炎症性皮疹ともにグリコール酸とサリチル酸（マクロゴール基剤）でC1（良質な根拠は少ないが，選択肢の一つとして推奨する）と推奨度の低い治療法に位置づけられた．一方，ケミカルピーリングの適応疾患は，日光（性）黒子や小じわも挙げられ，skin rejuvenationとしての治療効果も持っている（表1）．

＜作用機序＞

　皮膚の最外層である角層は，表皮角化細胞がアポトーシスに陥った細胞が重なり，その間をセラミドを代表とする細胞間脂質と天然保湿因子が埋めるといった構造を示している．その20μmの角層の機能は，紫外線や物理的，化学的な刺激から防御しつつ，体内の水分を逃がさないというバリアの役割と，保湿という重要な役割を担っている．ケミカルピーリングは薬品を用いて均一に角層を剥離させ，表皮細胞のターンオーバーを亢進させ，さらに二次的に真皮の線維芽細胞に影響を与えること[2]で，変性した皮膚を改善しようというのが本質である．

B ニキビ治療に対するエビデンス

　改正ガイドライン作成のために検索された2008年以降の論文を下記に列挙する．いずれもn数は少なく，今後，大規模な臨床試験が望まれるところである．

表1. ケミカルピーリングガイドラインによる疾患別推奨度
（日本皮膚科学会：ケミカルピーリングガイドライン（改訂第3版）より抜粋）

疾患		試薬名	推奨度
痤瘡	非炎症性皮疹 炎症性皮疹	グリコール酸	C1
		サリチル酸（マクロゴール基剤）	C1
		サリチル酸（エタノール基剤）	C2
	陥凹性瘢痕	グリコール酸	C2#
		トリクロロ酢酸	C2
日光(性)黒子	小斑型	グリコール酸	C1
		サリチル酸（マクロゴール基剤）	C1
		サリチル酸（エタノール基剤）	C2#
	大斑型	トリクロロ酢酸	C2#
肝斑		グリコール酸	C2#
		サリチル酸（マクロゴール基剤）	C2
		サリチル酸（エタノール基剤）	C2#
		乳酸	C2#
		トリクロロ酢酸	C2#
雀卵斑		グリコール酸	C2
炎症後色素沈着		グリコール酸	C2#
小じわ		グリコール酸	C1
		サリチル酸（マクロゴール基剤）	C1

本邦にはエビデンスレベルが高い論文がなく，欧米の報告を参考文献とした推奨度には＃を明記した．

1 Comparison of alpha- and beta-hydroxy acid chemical peels in the treatment of mild to moderately severe facial acne vulgaris[3]

目 的：痤瘡に対する30％グリコール酸と30％サリチル液の有効性と安全性．

対 象：平均年齢24歳の計20名（男性7名，女性13名）を対象とした二重盲検ランダム化比較試験．

治 療：2週ごとに片方の顔面に30％グリコール酸を，対側に30％サリチル酸を用いて2週ごと，計6回治療．

結 果：両者とも皮疹数，膿疱数は減少し，両者間の有意差はなかった．治療2か月後ではサリチル酸のほうが治療効果は継続していた．

2 サリチル酸マクロゴールピーリングによる尋常性ざ瘡の治療効果—多施設無作為化二重盲検ハーフサイド対照比較試験—[4]

目 的：サリチル酸マクロゴールによるケミカルピーリングの有効性と安全性．

対 象：10施設で計37名を対象とした二重盲検比較試験．

治 療：2週ごとに片方の顔面にサリチル酸マクロゴールを，対側に基材を用いて2週ごと，計6回治療．

結 果：サリチル酸マクロゴールは炎症性皮疹・非炎症性皮疹ともに4回治療後で基材とで有意差を認めた．

3 Clinical evaluation of glycolic acid chemical peeling in patients with acne vulgaris: a randomized, double-blind, placebo-controlled, split-face comparative study[5]

目 的：グリコール酸ピーリングの有効性と安全性．

対 象：計26名を対象とした二重盲検比較試験．

治 療：2週ごとに片方の顔面に40％（pH 2.0）グリコール酸を，対側に同じpHの基材を用いて2週ごと，計5回治療．

結 果：1回の治療後で炎症性皮疹・非炎症性皮疹ともに基材とで有意差を認めた．皮脂量は4回治療2週後と5回治療2週後で治療前と比較して有意に減少を認めた．

4 Persistent Effects of Adapalene Gel After Chemical Peeling with Glycolic Acid in Patients with Acne Vulgaris[6]

目 的：グリコール酸ピーリングの有効性と安

全性.

対　象：計23名を対象とした前後比較試験.

治　療：40%（pH 3.2）グリコール酸を用いて両顔面に2週ごと，計3回治療.

結　果：炎症性皮疹・非炎症性皮疹ともに治療1回後で治療前と比較して有意に改善した．また，バリア機能（TEWL）も治療前後で有意に減少．

C ケミカルピーリングのメリットとデメリット

　ケミカルピーリングは治療効果の出現が早い．ほとんどの論文においても治療1〜2回で炎症性皮疹・非炎症性皮疹ともに減少している．これは，エビデンスレベルが最も高いアダパレンの効果発現までの期間と比較して短い．また，しみや小じわなどの美容的な付加的効果もあることより，ニキビ治療で来院していた数年来の患者は，ニキビ治療終了後も引き続きケミカルピーリング治療を続けることがほとんどである．

　デメリットとしては，自由診療であることより，ガイドラインにおいての推奨度は低くなる．また，治療効果は長く続かないことより，頻回の来院が必要になる．

　ケミカルピーリングは施術治療であることより，定まったマニュアルはなく，技術を要し，治療に時間がかかることより医師の負担は大きくなる．

D 当科での治療方針

　ケミカルピーリング単独では，ニキビ治療に対しては，2週ごとに施術することが多い．患者の来院回数が多くなることより，当科では現在，ケミカルピーリングを月1回で，アダパレン併用を行っている．ケミカルピーリングは，即効性があること，また，しみや軽度のニキビ瘢痕にも効果があることより，skin rejuvenation 治療としての長所を取り入れたニキビ治療法として，患者の満足度は高い．なお，アダパレンは，全顔には使用させずにニキビの部位のみに使用するように指導している．また，ケミカルピーリング直後の使用は避け，2〜3日後からの使用とするよう指導している．

　最も重要なことは，混合診療にならないことであるが，当科でケミカルピーリングを行っている患者は既存の治療で難渋して紹介された方がほとんどであることより，紹介して頂いたクリニックでのアダパレン処方をお願いしている．

E 推奨される治療法

　ケミカルピーリングの治療効果の即効性と，アダパレンの維持療法としての有用性を取り入れた臨床試験を提示する．

＜計23名を対象とした前後比較試験＞[6]

　40%（pH 3.2）グリコール酸を用いて両顔面に2週ごと，計3回治療．治療2週後より片側にアダパレンを，また，反対側にプラセボを使用した．その結果，炎症性皮疹・非炎症性皮疹ともにケミカルピーリング治療1回後で治療前と比較して皮疹数は減少し，計3回後には，炎症性皮疹・非炎症性皮疹ともに治療前と比較して有意に減少した．また，その後のアダパレン外用でもその皮疹数は維持できた（図1，2）．

　本治療法であれば，混合診療にならずに早期に治療改善が期待できる．

F さいごに

　皮膚科学に則った skin rejuvenation 治療の代表であるケミカルピーリングは患者の皮膚の状態に応じた治療が可能である．ニキビの患者といえども，皮膚の状態は部位によっても異なる．ケミカルピーリングのような施術治療は，部位により用いる試薬のpHや濃度を変えることが可能であり，より細かな治療ができる．患者の皮膚の状態に応じた施術治療として，今後，ケミカルピーリングが保険治療になることを期待している．

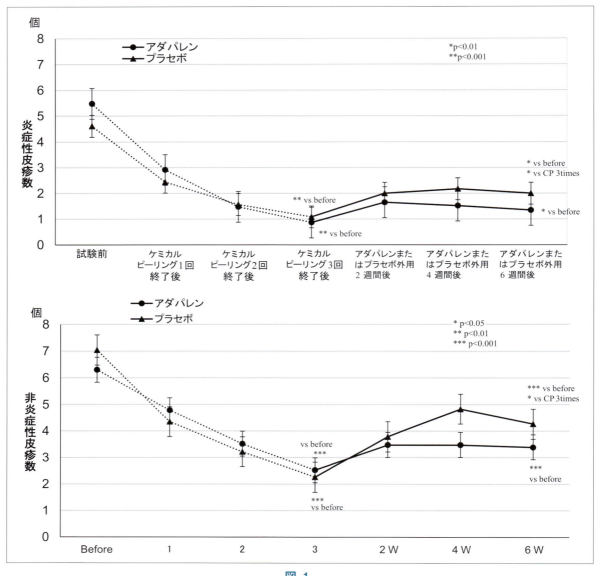

図 1.

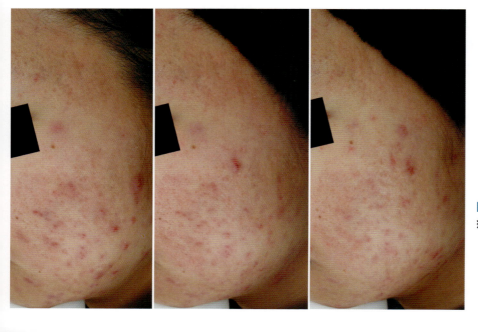

図 2.
症例：25歳，女性．中等症
　a：治療前
　b：ケミカルピーリング治療
　　　3回後
　c：アダパレン外用6週間後

文　献

1) 林　伸和, 赤松浩彦, 岩月啓氏ほか：尋常性痤瘡治療ガイドライン. 日皮会誌, **118**：1893-1923, 2008.
2) 今山修平, 上田説子ほか：Chemical peel の作用機序. *Aesthetic Dermatology*, **14**：12-20, 2004.
3) Kessler E, Flanagan K, Chia C, et al：Comparison of alpha- and beta-hydroxy acid chemical peels in the treatment of mild to moderately severe facial acne vulgaris. *Dermatol Surg*, **34**：45-50, 2008.
4) 大日輝記, 川口　淳, 上田説子ほか：サリチル酸マクロゴールピーリングによる尋常性ざ瘡の治療効果—多施設無作為化二重盲検ハーフサイド対照比較試験—. *Aesthetic Dermatology*, **22**：31-39, 2012.
5) Kaminaka C, Uede M, Yamamoto Y, et al：Clinical evaluation of glycolic acid chemical peeling in patients with acne vulgaris：a randomized, double-blind, placebo-controlled, split-face comparative study. *Dermatol Surg*, **40**：314-322, 2014.
6) Uede M, Kaminaka C, Yamamoto Y, et al：Persistent Effects of Adapalene Gel After Chemical Peeling with Glycolic Acid in Patients with Acne Vulgaris. *The Open Dermatology Journal*, **7**：42-46, 2013.

《ニキビと診断できれば》

5 保険診療と自由診療
 [自由診療で何ができる？]
3）光線治療・PDTをどう使う？

坪内利江子

◆ Key point ◆

1. ニキビに対する光の作用機序には大きく光熱反応と光化学反応がある．
2. 光熱反応のターゲットは，主に酸化ヘモグロビン，皮脂腺，細菌である．
3. 光化学反応には，内因性あるいはPDTのように外因性のポルフィリン反応を励起して組織に障害を与えることと，光子の生体活性化反応がある．
4. さまざまな光線治療機器があるが，効果を引き出すには，光源，波長，パルス幅，フルエンスなど個々の機器の特徴や作用機序を熟知し，照射条件を設定することが重要である．
5. 患者一人一人のニキビの病態および患者のニーズについて把握し，活動期の抑制，ニキビ痕の改善，新しいニキビの予防など目的によって治療ゴールを決め，治療方針を決定する．

はじめに

　ニキビは古くから認識されている病態であるが，保険治療では改善しないことが少なくなく，近年，さまざまな光線療法が試みられてきている．毎年のように多種多様な新しい機種が市場に出現してくるため，それぞれ全く新しいコンセプトにとらえられるかもしれないが，作用機序は大きく2つのカテゴリーに分類される．1つは光が皮膚組織に吸収されたときに起こる熱反応を利用したもの，もう1つは光と組織との間で生じる化学反応である．各機器メーカーがより高い効果を求めて工夫を凝らした結果，治療機器には光源，波長，パルス幅，フルエンスなどにバリエーションが大きく，照射条件が統一されにくい．ニキビに対する光線療法には優れた治療効果の報告が多いにもかかわらず，いまだエビデンスレベルが低いとさ

れている理由の一つがそこであると考える．しかしながら，この光と皮膚の間の基本的な生体反応を理解することと同時に，患者一人一人のニキビの病態および患者のニーズについて，つまり，活動期を抑制するのか，新しいニキビの予防なのか，ニキビ痕の治療が主体なのかなどを正確に把握することで機種選択や照射条件も決まってくる．

　広義の光線治療のカテゴリーは，レーザー，Intense Pulsed Light（IPL）/フラッシュランプ，Light Emission Diode（LED/発光ダイオード），パルス式ではないランプに大別される．また，光線機器を使用するニキビ治療の一つとして，光に光増感剤を組み合わせて施術するPDT（photodynamic therapy：光線力学的療法）が確立されている[1]．本稿ではレーザー以外の光線治療について各種機器の概要を解説し，ニキビの病態によってどのように光線療法を活用すべきか実際の治療戦略について述べる．

表1. 光線機器の作用機序

作用機序	機種		ターゲット
光熱反応	IPL	選択的	血管（酸化ヘモグロビン）
		非選択的	皮脂腺，P. acnes など細菌
	レーザー（PDL・KTP）	選択的	血管（酸化ヘモグロビン）
	レーザー（IR）	選択的	皮脂腺
	レーザー（IR）	非選択的	皮脂腺，P. acnes など細菌
	RF	非選択的	皮脂腺，P. acnes など細菌
光化学反応	青色光・LED（青）		P. acnes
	赤色光・LED（赤）		P. acnes
	IPL		P. acnes
	PDT	ALA/MAL	皮脂腺，P. acnes

B 光線治療の種類

1 ニキビ治療における光線療法・PDTの作用機序

a）光熱反応

このターゲットは3つ想定される（表1）．

(1) 酸化ヘモグロビン

炎症で拡張した血管をターゲットにしたパルス式色素レーザーが効果的であるとの報告がある[2]．酸化ヘモグロビンの吸収波長の光は炎症で拡張した血管内の酸化ヘモグロビンに吸収され，そこで熱反応が起きると血管内皮細胞変性が起こり，血流が遮断されて赤みが改善する．また，血管の周囲に熱が伝播し炎症が軽減する．紫外線領域を除く通常臨床に使用される領域波長のなかでは，577 nm にピークがあるが，近赤外線領域の1064 nm にも小さいピークがある．

(2) 皮脂腺

近年，1450 nm の波長のレーザーは選択的に皮脂腺に吸収され，痤瘡が軽快することが報告されている[3]．一方，非選択的に近赤外線領域の波長は真皮に到達し，皮脂腺を熱変性させると考えられている．そのため，真皮に比較的深く到達する近赤外線領域のレーザーや，近赤外線領域を広範に強く発振する IPL が使用され，その種類も多様である．

(3) P. acnes や Staphylococcus epidermis などの細菌

現在，選択的にこれらの細菌に熱反応を起こさせる機器はない．真皮に光が到達する機器は，非選択的に広範囲に熱が伝播し，熱によって細菌が減少し炎症が軽快すると考えられている．

b）光化学反応（表1）

(1) ポルフィリンの励起波長との間で起こる反応

ニキビの炎症の主体となる P. acnes からコプロポルフィリンⅢが発生する．それに対する励起波長が照射されると強い活性酸素である一重項酸素が発生する．それによって P. acnes および皮脂腺を含む周囲組織への障害を誘導し，ニキビが改善すると考えられている．このいわゆる内因性のポルフィリンを利用する治療方法に対して，外部からポルフィリンの原料となる光増感剤を投与して励起波長を照射する方法が PDT である．

(2) 可視光線および近赤外線の細胞に対する活性化作用

可視光線，特に赤色光の光子が細胞のミトコンドリア内のチトクロームcオキシダーゼに直接作用し，ATP産生を促し細胞を活性化するとされている[4]．

2 光熱反応を利用した治療

a）IPL

キセノンに代表される IPL の光源は紫外線領域から赤外線までさまざまな位相の広域の波長を放出する．そこにカットオフフィルターなどを使用して，メラニン，酸化ヘモグロビン，そして水に吸収される波長を効率よく発振している．前述のようなニキビ治療のためのターゲットに光が吸収されると，そこで熱反応が起こり，そのターゲットおよび周囲に障害を与えニキビを改善する．

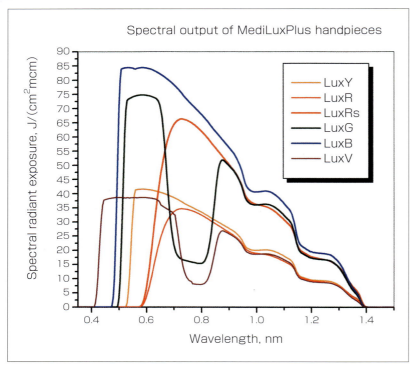

図 1.
IPL のさまざまな発振波長の1例
この機種では LuxG と LuxV の波長が酸化ヘモグロビン領域と近赤外線領域を選択的に発振するため, 他のハンドピースの波長よりもニキビに有効である.

　可視光線領域では, 血管内の酸化ヘモグロビンに吸収されるピークの 577 nm 領域の光は炎症で拡張している血管に選択的に吸収される. そこで熱反応が発生し, その血管内皮細胞を障害し血流が遮断され色が改善される. また, 長いパルス幅や強いフルエンスの場合には, その周囲の P. acnes などの細菌や皮脂腺にまで熱が伝播し, 結果として, 紅色丘疹や膿疱など炎症が強い部分で皮疹が改善される. さらに, 可視光線領域には, P. acnes のポルフィリンに対する励起波長のピークがあるため, 光化学反応によるニキビの改善も期待できる (後述).

　一方, 近赤外線領域の主な作用機序は, 真皮の浅層〜中層に到達し, 水分に吸収されて熱を発することである. 結果として, 非選択的に皮脂腺や P. acnes に熱反応が起き, ニキビが改善される. 最近 1450 nm の波長は皮脂腺に対して選択的に吸収されることが明らかになっているが, 通常の IPL はこの波長も発振するため皮脂腺に対する効果も期待できる. また, 1064 nm を中心に酸化ヘモグロビンの吸収ピークがあるため, 前述のような血管を中心とした熱反応を引き起こす.

　現在, 多数の IPL 機器が市場に出ているが, 各メーカーがより効率よく上記の効果を出すために工夫を凝らしている. 通常, IPL はカットオフフィルターを使用してある波長より長い波長のみを広域に発振する. 一方, ニキビの熱反応に対して効果的な波長を選択的に発振する機器がある (図 1). これは, メラニンに高率に吸収される波長をフィルターの組み合わせでカットし, 酸化ヘモグロビン吸収波長を中心に選択的に発振するものである. 我々は, そのような機器を用いて, コメド (面皰), 丘疹, 膿疱の数の減少とニキビグレードの改善がみられたことを報告しているが[5] (図 2, 3), レーザーに準じた狭い領域波長を発振するため, IPL のなかでも著しい効果を出せると考える.

　機器の冷却装置が優れている場合には, 表皮のメラニンに対する熱反応を抑えるため, 紅斑や痂皮のリスクを避けられる. したがって, 真皮深層まで反応するような強いフルエンスで治療することが可能である. また, より深部まで光が到達するよう皮膚を吸引しながら照射することで高い治療効果をねらう機器もある.

　このように一口に IPL といっても, 発振波長の

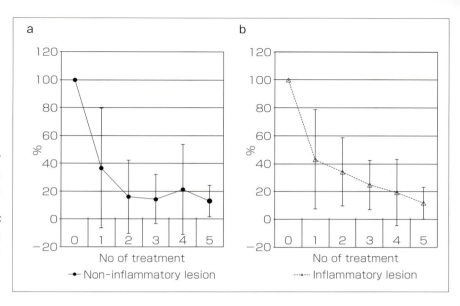

図 2.
IPL による皮疹の数の変化
　a：非炎症性病変であるコメド（面皰）は 1 回終了後 36.6±43.1%，5 回終了時には 12.9±11.6% に減少した．
　b：炎症性病変である丘疹および膿疱は 1 回終了後 43.0±35.8%，5 回終了時には 11.7±11.6% に減少した．

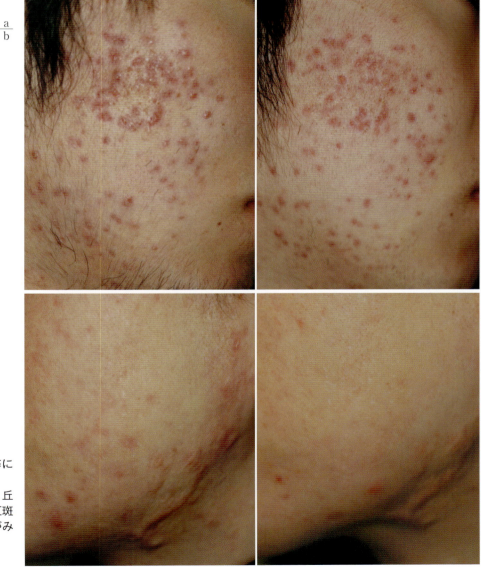

図 3.
IPL による治療例
　a：1 回治療後．紅色丘疹に即効性がみられている．
　b：5 回治療後．コメド，丘疹，膿疱だけでなく，紅斑や肥厚性瘢痕にも改善がみられている．

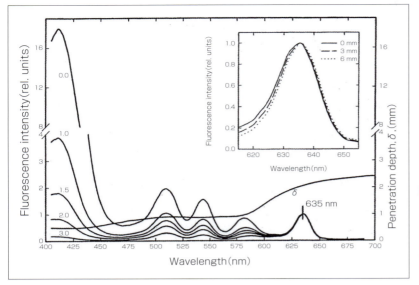

図 4.
プロトポルフィリン IX の皮膚の深度における吸収波長のスペクトラム
ポルフィリンの励起波長のピークは 410, 510, 545, 580, 635 nm にある.

分布, パルス幅やパルスの形状, フルエンス, 冷却装置の有無, 吸引装置など, さまざまな個性があり, 機器の特徴を理解して使用することが肝要である.

3 光化学反応を利用した治療

a) IPL

IPL は青領域から近赤外線までの波長を広域に発振するため, P. acnes から出るコプロポルフィリン III を中心とするポルフィリンの励起波長を含む. IPL のなかでも青色を選択的に発振する機器は, コプロポルフィリン III の励起波長の最も強いピークである 410 nm 近傍の波長を発振し, 活性酸素を強く発生させて組織障害を起こすため高い効果が期待できる (図 4). しかしながら, この波長帯は皮膚への深達度が浅く, またメラニンへの吸収が高いため光熱反応による上皮の傷害を起こしやすい. 特にアジア人においては, 紅斑や痂皮形成, 炎症後色素沈着の副反応が起こる可能性があり注意が必要である.

波長選択的でない, 緑あるいは赤色領域から赤外線領域にかけて広域に発振する通常の IPL 機器は, 415 nm よりも弱い複数の励起のピーク波長を発振するため, 一般的な IPL 機器でも効果が期待できる.

b) LED および連続発振のランプ

LED (Light Emission Diode) は, 半導体から発する単一波長の光である. 単一波長ではあるがレーザーと違って高出力ではないため熱を発しない. LED の代表的な波長は, 青色の 415 nm および赤色の 633 nm であるが, 熱反応がない分 IPL のような施術中の痛みや熱による副反応がなく穏やかな施術である. 青色光と赤色光の特徴を生かし組み合わせて使用することで, より効果が高くなる[6].

同様にほぼ熱を発しない機器として, 連続発振の広域波長のランプがある. これはキセノンなどの光源にナローバンドフィルターをかけることで前述のポルフィリンの励起波長を選択的に発振するもので, 青色光[7]あるいは赤色光の機器があり, ニキビの改善が報告されている[6]. パルス式ではないため前述の IPL と違ってほとんど熱を発生しないが, その反面, LED のように単一波長でなく拡散光のため皮膚の浅いところまでしか到達しにくい. 青色光はメラニンに強く吸収される波長帯であるため, 特にアジア人においては紅斑や炎症後色素沈着などの副反応に注意が必要である. 一方, 赤色光は, 副反応の懸念がなく青色光よりも深く進達し, より有用であると考えられる.

c) PDT

光増感剤である ALA (aminolevulinic acid ; アミノレヴリン酸) などを投与し, それが毛包脂腺系に集積したタイミングに ALA 由来のポルフィリンの励起波長を照射する治療法である. この光

線力学的療法（ALA-PDT）が痤瘡に有効であると報告[8)9)]されてから，さまざまなプロトコールで施行されてきている．光増感剤として，海外ではALA以外にALAをエステル化したMAL（methyl aminolevulinate；アミノレヴリン酸メチル塩酸塩）も使用されるが，本邦では入手しやすさもあってALAを使用することが多い．ALAの投与方法としては外用あるいは内服方法がある．いずれも投与後ALAが選択的に毛包脂腺系に集積し，プロトポルフィリンIX（Pp IX）が産生される．集積がピークになる投与3～6時間後に励起波長を発振する光源の照射を行う．外用法の場合皮膚癌に準じた20％で施行すると効果は高い一方で紅斑や炎症後色素沈着などの副反応が強いため，最近は5％というより低濃度で，あるいは投与後短時間で照射する方法も試みられている．内服法は，10 mg/kgのALAを摂取し3～4時間おいた後に照射するものである．一過性の肝障害や胃部不快感が10％程度にみられるが，皮膚の副反応は少なく治療効果は強いと考えられている．一方，顔全体および胸背部など広範囲の治療には簡便である．また，ALAは投与後36～48時間程度体内に残存し治療部以外の皮膚への集積も考えられるため，投与後2日間は全身の遮光が必要である．

励起波長の光源としては，プロジェクターなどのランプに狭い波長帯だけを発振することのできるナローバンドフィルターをつけた手作りのランプも可能であるが，十分なフルエンスを得るためには専用の機器が望ましい．パルス式ではない青色光，赤色光，LED，IPL，ダイレーザーなどさまざまな機器があり，通常は励起波長のうち，最も励起率の高い410 nmを発振する青領域，あるいは皮膚への浸透率が高い赤領域の光を使用する．IPLは選択的に励起波長を発振するわけではないため，励起の効率は低いが，前述の光熱反応と光化学反応の両方があるため良好な治療効果を得ることができる[10)]．また，位相が同一のため深達度が高くなる630 nmのダイレーザーが使用されることも多い．

最適な照射条件として，フルエンスのみならず照射密度，あるいは連続波かパルス式であるかが治療効果に影響を与えると考えられているが詳細はまだ不明である．

C 治療戦略

実際の治療にあたって，機器をどのように選択し使いこなすかには，患者一人一人のニキビの病態の把握と治療の目的・ゴール設定を明確にすることが不可欠である．

まずはニキビの病態および考えられる原因を検討する．ニキビが新生する活動期にあるのか，ニキビ後の瘢痕治療が主体なのかによっても機器選択は変わってくる．活動性のニキビの治療の場合は，コメドなど非炎症性皮疹が主体なのか，紅色丘疹や膿疱のような炎症性皮疹が主体なのか，そして，一過性のニキビなのか，罹患歴，栄養や睡眠の生活習慣，ストレス，ホルモンの変化などから今後も慢性的に出続けることが予測されるのか，慢性膿皮症のような状態なのか，活動性のニキビよりもニキビ痕に目立つのか，頸のみでなく躯幹もか，などを検討する．

次に，患者一人一人によって，どのようなゴールを目指したいか，治療期間や予算を含め今後の治療計画を立てることが必須である．多くの患者は自由診療まですればニキビはすぐ治ると考えているので，ニキビの病態を理解してもらうのが必須である．そのうえで，とりあえず今出ている皮疹が消えればいいのか，ニキビ痕も含めて短期間にキレイになりたいのか，再燃を予防していきたいのか，一人一人の治療ゴールを立てていくのが必要である．そうでないと，「高額の治療をしたのにそこの治療は効かなかった」ということで治療半ばにして中断することになる．

1 具体的なニキビの症状に合わせた機種選択

a）活動期の治療

ニキビのできはじめ，あるいは慢性的にニキビ

表 2. 光線療法におけるニキビ痕治療のターゲット

ニキビ痕の種類	機種	反応		ターゲット
陳旧性紅斑	IPL	光熱反応	選択的	血管（酸化ヘモグロビン）
	レーザー	光熱反応	選択的	血管（酸化ヘモグロビン）
	赤色光	光化学反応		
	LED	光化学反応		
炎症後色素沈着	IPL	光熱反応	選択的	メラニン
	LED	光化学反応		
肥厚性瘢痕	IPL	光熱反応	選択的	血管（酸化ヘモグロビン）
	赤色光	光化学反応		
	LED	光化学反応		
	レーザー	光熱反応	非選択的	コラーゲン
	RF		非選択的	コラーゲン
陥凹性瘢痕	レーザー		非選択的	コラーゲン
	RF		非選択的	コラーゲン

が繰り返してできる場合で，できているニキビを治療する場合である．

(1) 非炎症性皮疹主体の場合

コメドが主体で，赤みがみられない場合でとくに皮脂が多い場合には，皮脂腺を破壊するALA-PDTは改善効果が高い．

(2) 炎症性皮疹主体の場合

P. acnes，場合によっては*Staphylococcus E.*など，細菌が増加して炎症が起き，紅色丘疹や膿疱，あるいは囊胞など炎症性皮疹が主体の場合である．

炎症が比較的軽度あるいは中等度の場合には，LEDや青色光あるいは赤色光も有効であるが，即効性があるため一般にIPLを使うことが多い．特に赤（酸化ヘモグロビン）に選択的に吸収されるIPLは著効する．

また，皮脂が多く膿腫を伴うほどの重症のニキビの場合には皮脂腺を破壊し細菌を減らすPDTが1回の効果が高く効果も継続しやすい．

b）"ニキビ痕"の治療

患者のいう"ニキビ痕"にはさまざまな病態が含まれる（表2）．

(1) 陳旧性の紅斑

紅斑の原因は炎症で拡張した血管のため，上記の丘疹や膿疱と同様に，酸化ヘモグロビンをターゲットにした光熱反応を起こすIPL機器，とくに発振波長が赤に選択性が強い機器でその部分だけピンポイントで数回強めに照射すると早い効果が得られる．

また，wound healingを促すとされる熱を発生しないLEDもよい適応である．PDTで深部からの炎症を改善させると結果的に紅斑も軽快する．

(2) 炎症後色素沈着

メラニンに熱反応する機器もよいが，熱反応が強すぎると痂皮が形成され，また炎症が惹起されて新たな炎症後色素沈着を引き起こす．従って，IPLであれば低出力できるもの，あるいは，LEDでwound healingを促すのがよい．

(3) 肥厚性瘢痕

まだ完成されておらず紅色の肥厚性瘢痕の場合は，IPLのうち特に血管をターゲットに熱反応を起こすのにより改善が期待でき，色，隆起とも改善することが少なくない．また，近赤外線領域のLEDでもwound healingが促され改善が報告されている．完成された瘢痕の場合光線療法では治療は困難である．

(4) 陥凹性瘢痕

狭義のニキビ痕で我々が最も治療に難渋するのは陥凹性瘢痕であるが，これは真皮深層からの強いリモデリングが必要となるため，近赤外線領域のレーザー，特に高い出力設定でのフラクショナルタイプのレーザーでないと難しい．

c）維持療法

ニキビは慢性的に経過することが多い．10代の

成長期や月経前など生理的にホルモンの影響を受ける場合，ストレスや栄養など生活環境が容易に改善しない場合，また長期罹患により慢性膿皮症的と考えられる場合は，皮疹がいったん軽快してもしばらくは予防治療が必要である．

前述の活動期の治療をそのまま継続しても構わないが，長く続けやすいためには，例えばLEDや赤色光など治療時の痛みやダウンタイムがなく費用負担が少ないものが望ましい．

一方，慢性膿皮症の状態が予測される場合には，見た目が改善していても潜在的な炎症は真皮深層まで及んでいると考えられるため，IPLよりもレーザーやRFを定期的に施術するのが望ましい．皮脂腺が発達している場合にはPDTで皮脂腺を障害して皮脂量をコントロールするのも一案である．

まとめ

光線療法には，光源，波長，パルス幅，出力設定などさまざまなタイプの機器があるが，基本的な光のニキビの病態に対する反応を整理してとらえることができれば，さまざまなニキビの症状に対して使いこなすことのできる有用な方法と考える．

文献

1) 坪内利江子：にきび治療：PDT，LED治療．PEPARS，**62**，54-62，2012．
2) Seaton ED, Charakida A, Mouser PE, et al：Pulsed-dye laser treatment for inflammatory acne vulgaris：randamised controlled trial. *Lancet*, **362**：1347-1352, 2003.
3) Paithankar DY, Ross EV, Saleh BA, et al：Acne treatment with a 1450 nm wavelength laser and cryogen spray. *Lasers Surg Med*, **31**：206-214, 2002.
4) Kim WS, Calderhead RG：Is light-emitting diode phototherapy (LED-LLLT) really effective? *Laser Ther*, **20**：205-215, 2011.
5) Kawana S, Tachihara R, Kato T, et al：Effect of smooth pulsed light at 400 to 700 and 870 to 1200 nm for acne vulgaris in Asian skin. *Dermatol Surg*, **36**：52-57, 2010.
6) Goldberg DJ, Russell BA：Combination blue (415 nm) and red (633 nm) LED phototherapy in the treatment of mild to severe acne vulgaris. *J Cosmet Laser Ther*, **8**：71-75, 2006.
7) Shalita AA, Harth Y, Elman M, et al：Acne phototherapy using U.V. free high intensity narrow band blue light：3 center clinical study. *Proc SPIE*, **4244**：61-73, 2001.
8) Hongcharu W, Taylor CR, Chang Y, et al：Topical ALA-photodynamic therapy for the treatment of acne vulgaris. *J Invest Dermatol*, **115**：183-192, 2000.
9) Asayama-Kosaka S, Akilov OE, Kawana S：Photodynamic therapy with 5% δ-aminolevulinic acid is safe and effective treatment of acne vulgaris in Japanese patients. *Laser Ther*, **23**：115-120, 2014.
10) Alam M, Dover JS：Treatment of photoaging with topical aminolevulinic acid and light. *Skin Therapy Lett*, **9**：7-9, 2004.

《ニキビと診断できれば》

5 保険診療と自由診療 ［自由診療で何ができる？］

4）レーザー治療をどう使う？

川田　暁

◆ Key point ◆

1. 現在本邦のニキビガイドライン上にはレーザー治療の記載がない．
2. 多くのオープン試験や盲検によるハーフサイド試験によって，ニキビに対するレーザー治療の有効性や安全性が確認されている．
3. ニキビに有効なレーザーとして，532 nm KTP レーザー，パルス色素レーザー，1064 nm Nd:YAG レーザー，1450 nm ダイオードレーザー，1540 nm Er:Glass レーザーが挙げられる．
4. 1450 nm ダイオードレーザーと 1540 nm Er:Glass レーザーはニキビのみならずニキビ瘢痕にも有効である．
5. レーザー治療はニキビに対して保険適応がないことを念頭に置き，その安全性について注意深く考慮して治療する必要がある．

A はじめに

　ニキビは青少年の患者の顔面に好発するため，QOLの低下が著しい皮膚疾患の一つである．通常は保険診療に適応の薬物治療が行われる．また，保険外の治療を選択する場合でも，国内外のガイドラインに準じて治療が行われる．しかし，保険診療やガイドライン上の標準治療だけでは改善がみられない症例も日常診療ではしばしば経験する．そのような場合に，保険適応外のレーザー治療を選択してもよいのであろうか．本項ではニキビのレーザー治療[1)2)]の現状について解説する．

B レーザー治療の種類とメカニズム

　種々のレーザー治療がニキビに有効であると報告されている（表1）．

表 1．ニキビに有効とされる主なレーザー

532 nm KTP レーザー
パルス色素レーザー（pulsed dye laser；PDL）
1064 nm Nd:YAG レーザー
1450 nm ダイオードレーザー
1540 nm Er:Glass レーザー

1 532 nm KTP（チタニルリン酸カリウム）レーザー

　532 nm KTP レーザーは毛細血管拡張症や酒皶などの血管性病変に用いられる．生体内で光を吸収する物質（chromophore，クロモフォア）は酸化ヘモグロビンである．この波長の光は① ニキビ桿菌（Propionibacterium acnes）が産生するポルフィリンに吸収され，ニキビ桿菌を死滅させる，② 脂腺に非特異的に熱障害を起こす，といった作

用からニキビを改善すると考えられている．Baughらは26例の中等度の顔面のニキビに対して照射したところ，有効かつ副作用もなく，照射4週間後まで治療効果が持続したと報告している．Bowesらは軽度〜中等度の皮疹数が36％減少し，皮脂分泌が28％減少したと報告している．Yilmazらは38例の軽度〜中等度のニキビに対して，1週に1回照射群と2週に1回照射群とで比較検討したところ，有効性に差がなかったことを報告している．

2　パルス色素レーザー（pulsed dye laser；PDL）

PDLは波長域が577〜600 nmの光を有しており，これは酸化ヘモグロビンによく吸収される．適応疾患としては苺状血管腫，単純性血管腫，毛細血管拡張症などの血管性疾患がある．ニキビに対しては紅色丘疹や小紅斑における拡張した血管を標的とする．また，一部はニキビ桿菌が産生するポルフィリンに吸収される．

Seatonらは585 nm PDL治療を12週間したところ，炎症性皮疹の減少率が49％であり，無治療対照群の12％と比較して有意に高かったと報告している．しかしOrringerらは26例の軽度〜中等度のニキビにPDL治療を行い無作為盲検法で検討したところ，PDLのほうの改善傾向がより高かったが，統計学的に有意な差がみられなかったとしている．また，SeatonらはPDLがニキビ桿菌の発育や皮脂分泌に影響を示さず，むしろTGF-βの発現を促進させたことから，PDLが血管新生を促進し炎症を抑制する作用があるのではないかと推測している．

3　1064 nm Nd：YAGレーザー

本レーザーはメラニンを有する病変や刺青に有効なレーザーである．最近カーボン懸濁液を外用したうえで本レーザーを照射することによって，シワやニキビ瘢痕に有効であるという報告がある．Jungらはこの方法を用いて22例のニキビ患者に2週間隔で3回照射した．炎症性皮疹は59％，非炎症性皮疹は52％減少し，かつ病理組織学的にIL-8, マトリックスメタルプロテアーゼ9, toll-like receptor 2, NF-κB, TNF-αの発現の減少がみられた．本治療のメカニズムはまだ不明であるが，カーボン懸濁液によって光増感が起こり，ニキビが改善した可能性がある．

4　1450 nmダイオードレーザー

1450 nmは赤外線であるが，組織中の水分に吸収され熱エネルギーを発生する．500 μmの深さまで到達するため，真皮中層までの膠原線維に吸収され，古い膠原線維が破壊され，その後，新しい膠原線維が産生され（リモデリング），ニキビ瘢痕[3)4)]を含めた瘢痕や浅いシワが改善する．ニキビの丘疹や膿疱などの皮疹では，炎症を有しているため脂腺周囲の水分が多く，脂腺の破壊が強く起こり，その結果ニキビが改善する．

Paithankarらは背部のニキビに対して治療を行ったところ，皮疹減少率が対照よりも有意に高かったことを報告した．Friedmanらは19例の難治性の炎症性ニキビ患者に対して，4〜6週間隔で3回の治療を行った．皮疹の減少率は83％と高く，一時的な浮腫と発赤を生じたと報告している．同グループはさらに20例の炎症性ニキビ患者に本治療を行い，76％の皮疹減少率が最終治療から12か月間維持されたと報告している．

本邦でも，Maruguchiら[5)]，我々のグループ[6)]，Noborioら[7)]が本治療の有効性を報告している．我々の治療については後述する．Maruguchiらは16例のニキビ患者においてハーフサイド試験で本治療と通常の治療とを比較した．6例で本治療が，2例で通常の治療がそれぞれ有効であり，8例では同等であったという．Noborioらは30例のニキビ患者において2〜4週間隔で5〜10回照射したところ，ニキビグレードが3.9から1.4に有意に減少したと報告している．

最近Darnéら[8)]は，既に他の治療が行われていた中等度〜重症のニキビ患者32例に1か月間隔で3回照射したところ，照射部位と反対側の対照部位の両方が改善を示し，かつ有意な差がみられなかったと報告し，本レーザーがなんらかの全身

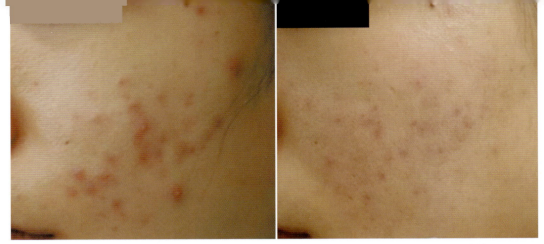

a. 治療前　　　　　　　　　　b. ダイオードレーザー治療後

図 1. 20歳，女性

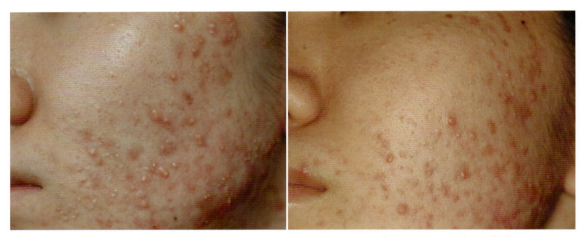

a. 治療前　　　　　　　　　　b. ダイオードレーザー治療後

図 2. 21歳，女性

的効果を示した可能性を示唆している．

　本レーザーによるヒトやウサギ皮膚の病理組織学的研究においても，真皮の膠原線維と脂腺に熱損傷を与えたことが示されている．

5　1540 nm Er：Glass レーザー

　1540 nm も赤外線であり，1450 nm と同様に組織中の水分に吸収され熱エネルギーを発する．その結果，炎症を有する脂腺周囲の水分に吸収され脂腺の破壊が起こり，ニキビが改善する．

　Angel らは顔面と背部のニキビ患者に照射した後に 2 年間の経過観察を行った．皮疹減少率は 6 か月後で 71％，1 年後で 79％，2 年後で 73％と，長期間改善を維持したと報告している．Bogle らは 15 例の中等度〜重症の顔面のニキビ患者に 2 週間隔で 4 回照射したところ，78％の改善率を示したが皮脂の分泌量に変化はみられなかったと報告している．Isarria ら[9]は 1540 nm Er：Glass のフラクショナルレーザーをニキビおよびニキビ瘢痕を有する 20 例に 1 か月間隔で 4 回照射したところ，ニキビでは 45％に，ニキビ瘢痕では 40％に，それぞれ著明な改善がみられたと報告している．毛孔の大きさは 75％の患者で改善がみられ，皮脂分泌では 80％の患者で改善がみられたという．

C　レーザー治療の実際と注意点

　前述したように既に我々は 1450 nm ダイオードレーザー（スムースビーム®，キャンデラ）を用

いてニキビ治療を行ったので，その方法と結果を解説する．

軽度～中等度のニキビを有する27例に本レーザーを照射した．照射径は6 mmで，照射率は12.5 J/cm^2，パルス幅は210 ms，繰り返し周波数は1 Hzとし，2週間隔で5回照射した．丘疹と膿疱の合計数の減少率は，2週後に14%，4週後に28%，6週後に43%，8週後に52%，10週後に63%と高い値を示した．また最終的に改善が67%，著明改善が22%，治癒が7%であった．改善がみられた症例を 1，2に示す．筆者の印象としては，丘疹・膿疱のみならず囊腫・結節にも有効であった．しかし，すべての患者が照射中に疼痛を感じた．また，1例で水疱形成がみられ試験を中止したが，炎症後色素沈着や瘢痕形成はみられなかった．以上から本治療はニキビに対して有効かつ比較的安全で，ニキビ治療の手段の一つとしてもよいと考えられた．

照射で注意する点はスポット径が比較的小さいため，顔面全体を照射する場合，長時間を要し，かつ痛みも強くなる．従ってニキビの皮疹を中心に照射し，皮疹のない部分には照射しないほうがよいと思われる．

D　ニキビ治療におけるレーザー治療の役割

上述してきたようにニキビに対するレーザー治療は単独でも有効である．それでは他の治療方法と組み合わせた場合はどうであろうか．Karsaiら[10]は80例のニキビ患者において，1%クリンダマイシンと5%ベンゾイルパーオキサイド(BPO)の外用治療にPDLを追加してみたところ，PDLによる有効性の増加はみられなかったと報告している．今後の検討が望まれる．

さらにレーザーのうち，1450 nmダイオードレーザーや1540 nm Er:Glass(フラクショナル)レーザーはニキビとニキビ瘢痕の両者に有効である．ニキビのみならずニキビ瘢痕を同時に有し，両者を一度に治療したい患者も多い．そのような場合にこのようなレーザー治療を選択してもよいと考える．

E　おわりに

多くのオープン試験や盲検によるハーフサイド試験によって，ニキビに対するレーザー治療の有効性や安全性が確認されている．今後さらにエビデンスの増加が期待される．波長・出力・照射密度(フラクショナルの場合)によって，効果・ダウンタイム・副作用が変わる．機種の選定にあたってはこれらの点に留意する必要がある．さらに照射スケジュール，観察期間，維持照射についてのエビデンスはあまりないのが現状である．

ニキビにおいては，あくまでもガイドラインに準じて治療を行うことを優先したい．現在本邦のガイドライン上にはレーザー治療の記載がない．また，レーザー治療はニキビに対して保険適応がないことを念頭に置き，その安全性について注意深く考慮して治療する必要がある．

文　献

1) Kawada A：Acne phototherapy：a new evolution for the treatment of acne vulgaris. *Expert Rev Dermatol*, **2**：1-3, 2007.
2) Rai R, Natarajan K：Laser and light based treatments of acne. *Indian J Dermatol Venereol Leprol*, **79**：300-309, 2013.
3) Wada T, Kawada A, Hirao A, et al：Efficacy and safety of low-energy double-pass 1450-nm diode laser for the treatments of acne scars. *Photomed Laser Surg*, **30**：107-111, 2012.
4) 川田　暁：レーザーによるニキビ痕の治療．臨皮，**67**：124-127，2013．
5) Maruguchi Y, Maruguchi T：Treatment of inflammatory facial acne vulgaris：comparison of the 1450-nm diode laser and conventional physical treatment. *J Cosmet Laser Ther*, **8**：167-169, 2006.
6) Konishi N, Endo H, Oiso N, et al：Acne phototherapy with a 1450-nm diode laser：an open study. *Ther Clin Risk Manag*, **3**：205-209, 2007.
7) Noborio R, Nishida E, Morita A：Clinical effect of

low-energy double-pass 1450 nm laser treatment for acne in Asians. *Photodermatol Photomed Photoimmunol*, **25** : 3-7, 2009.
8) Darné S, Hiscutt EL, Seukeran DC : Evaluation of the clinical efficacy of the 1450 nm laser in acne vulgaris : a randomized split-face, investigator-blinded clinical trial. *Br J Dermatol*, **165** : 1256-1262, 2011.
9) Isarría MJ, Cornejo P, Muñoz E, et al : Evaluation of clinical improvement in acne scars and active acne in patients treated with 1540-nm non-ablative fractional laser. *J Drugs Dermatol*, **10** : 907-912, 2011.
10) Karsai S, Schmitt L, Raulin C : The pulsed-dye laser as an adjuvant treatment modality in acne vulgaris : a randomized controlled single-blinded trial. *Br J Dermatol*, **163** : 395-401, 2010.

《ニキビと診断できれば》

5 保険診療と自由診療[自由診療で何ができる？]

5）経口避妊薬をどう使う？

相澤 浩

◆ Key point ◆

1. 経口避妊薬のピルはニキビ治療において，日本皮膚科学会のガイドラインでの推奨度はC2であるが，欧米では多数のランダム化比較試験が行われ高いエビデンスを有している．
2. ピルは血中性ホルモン結合タンパクを増加させ，フリーテストステロンを減少させて皮膚へのアンドロゲンシグナルを抑制させる．第1世代ピルも第4世代ピルも奏効率には差はなく，血栓症などの副作用を考慮すると第1世代，第2世代のピルでホルモン治療するのが妥当である．
3. ピルによるホルモン治療を施行する場合は，その副作用などを考え十分なインフォームドコンセントの下で，慎重に実施すべきである．

A 経口避妊薬（ピル）の歴史

　ピルとはエストロゲンとプロゲスチンの合剤で排卵を抑制し避妊効果を発揮するものである．ピルは含まれるプロゲスチン成分の種類で第1世代〜第4世代ピルに分類される．1960年代にプロゲスチン剤のノルエチステロンが開発され，これが第1世代ピルである．しかし，黄体ホルモン作用が弱いため，エストロゲン作用を強くする必要があった．血栓症，乳がんのリスクが高まるために，FDAは50μg未満にするように勧告し，エストロゲンの低用量化が主流になった．その後，プロゲスチンにも循環系や体重増加などの副作用があることが分かり，用量を減らすために，レボノルゲストレルというプロゲスチン作用が増強された第2世代のプロゲストーゲンが開発されたが，男性ホルモン作用が強かった．

　1980年代になると，その副作用の男性化症状を抑えたデゾゲストレルというアンドロゲン作用が弱く黄体ホルモン作用の強い新しいタイプの黄体ホルモン剤が開発され，第3世代のピルが誕生した．その後，第4世代ピルとしてドロスピレノンが開発された．ドロスピレノンは黄体ホルモン作用に抗アンドロゲン作用と抗ミネラルコルチコイド作用があり，これらの作用により多毛症，ニキビに効果が期待されている．

　各世代のピルの特徴をまとめると，

＜第1世代ピル＞
- 出血量が少なく男性ホルモン様作用は少ない．しかし，不正出血が起きやすい．

＜第2世代ピル＞
- 不正出血はしにくいが男性ホルモン様作用があり，ニキビが一時悪化したりする．
- 黄体ホルモン作用が強めのため浮腫やうつが出やすい．

＜第3世代ピル＞
- 出血量は減らない．

	ホルモン配合パターン	1周期あたりの総量(mg) エストロゲン	プロゲストーゲン	錠数	服用開始日	製品名	会社名
1相性	NET 1mg 21日間 / EE 0.035mg 21日間＋休薬	EE 0.735	NET 21.0	21	Day1スタート	オーソM-21錠	ヤンセン-持田
	DSG 0.15mg 21日間 / EE 0.03mg 21日間＋休薬またはプラセボ	EE 0.63	DSG 3.15	21/28	Day1スタート	マーベロン21／マーベロン28	MSD
	DRSP 3mg 24日間 / EE 0.02mg 24日間＋プラセボ	EE 0.48	DRSP 72	28	Day1スタート	ヤーズ配合錠	バイエル
3相性	NET 0.5mg/1mg/0.5mg (7日/9日/5日) / EE 0.035mg＋プラセボ	EE 0.735	NET 15.0	28	Sundayスタート	ノリニールT28錠／シンフェーズT28錠	科研／ファイザー-科研
	NET 0.5mg/0.75mg/1mg (7日/7日/7日) / EE 0.035mg＋休薬	EE 0.735	NET 15.75	21	Day1スタート	オーソ777-21錠	ヤンセン-持田
	LNG 0.05mg/0.075mg/0.125mg (6日/5日/10日) / EE 0.03mg/0.04mg/0.03mg＋休薬またはプラセボ	EE 0.68	LNG 1.925	21/28	Day1スタート	アンジュ21錠／アンジュ28錠／トリキュラー21錠／トリキュラー28錠	あすか-武田／バイエル

図1．低用量ピルの特徴

NET：ノルエチステロン，DSG：デソゲストレル，LNG：レボノルゲストレル，EE：エチニルエストラジオール，DRSP：ドロスピレノン

- 不正出血の頻度は少ない．
- 男性ホルモン様作用はとても低く，逆に男性ホルモン作用を抑える．
- 性欲の減退や膣の乾燥感がある．

＜第4世代ピル＞

- 抗アンドロゲン作用，抗ミネラルコルチコイド作用があり生体内の黄体ホルモンであるプロゲステロンに近い薬理学的特徴がある．
- ナトリウム貯留の影響が少なく浮腫や体重増加，血圧上昇などの副作用が少ない．

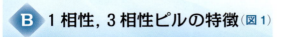

B 1相性，3相性ピルの特徴（図1）

2つのホルモンの比率がまったく同じものを1相性ピルという．マーベロン®とオーソ®M，ヤーズ®が1相性ピルである．服用法が簡単なのが特徴である．不正出血は少ないが，悪心，嘔吐などの副作用が起きやすい．

3段階に黄体ホルモン量を変えたものを3相性ピルという．オーソ®777は卵胞ホルモン量は一定だが，黄体ホルモン量が徐々に増加する．トリキュラー®，リビアン，アンジュ®の3製品は巧妙な組み合わせで第2相にエストロゲンを増やし，第3相では黄体ホルモンを減らし不正出血を減らす作用がある．

ノリニールやシンフェーズ®は逆に第3相のホルモン量を第2相よりも少ないホルモン量に変化させ，2相性のピルのホルモン変化に加えて卵胞期のホルモン量を考慮して変化をつけたものである．しかし，副作用が少ないが，不正出血が起きやすい．

C ピル処方の管理

1 処方前の簡略化（図2）

問診は服用禁忌の有無や投与前の検査項目の決

図2.
ピル初回処方時問診チェックシート
（文献1；日本産科婦人科学会編：低用量経口避妊薬の使用に関するガイドライン（改訂版），2005より）

記入日： 年 月 日
氏名
年齢　　　　　　　歳　　ピル服用経験　　有・無

1. 妊娠中または妊娠している可能性がありますか.	はい☐　いいえ☐
2. 現在授乳中ですか.	はい☐　いいえ☐
3. 喫煙しますか.	はい☐　いいえ☐
はい（喫煙する）とお答えの方にお尋ねします．喫煙年数	（　　）年
喫煙本数	1日（　　）本
4. 高血圧と言われたことがありますか.	はい☐　いいえ☐
5. 血栓性静脈炎, 肺塞栓症, 脳血管障害, 冠動脈疾患, 心臓弁膜症などの心血管系疾患またはその既往がありますか.	はい☐　いいえ☐
6. 過去2週間以内に大きな手術を受けましたか, または今後4週間以内に手術の予定がありますか.	はい☐　いいえ☐
7. 脂質代謝異常（高脂血症）と言われたことがありますか.	はい☐　いいえ☐
8. 激しい頭痛や片頭痛があったり, 目がかすむことがありますか.	はい☐　いいえ☐
9. 不正性器出血がありますか.	はい☐　いいえ☐
10. 乳癌や子宮癌と診断されたことはありますか.	はい☐　いいえ☐
11. 糖尿病と言われたことがありますか.	はい☐　いいえ☐
12. 胆道疾患や肝障害と診断されたことはありますか.	はい☐　いいえ☐
13. 現在服用中の薬剤やサプリメントがありますか.	はい☐　いいえ☐
はいとお答えの方は（　）内に記入してください．（　　　　　　　）

定のために重要なことである．

月経歴や妊娠分娩歴，既往歴，家族歴などを詳細に問診し必要な検査を実施する．特に危険因子である静脈炎，血栓，エストロゲン依存性腫瘍，高脂血症，高血圧症などの十分なチェックが必要であり，チェックシートを利用すべきである．

低用量経口避妊薬の使用に関するガイドラインの旧版では子宮頸部細胞診，乳房検診，性感染症検査，血液検査が含まれていたが，新ガイドライン[1]では必須でなく必要に応じて行うことになった（**表1**）．

つまり，問診を重視し血圧測定を必須事項としたことである．血圧に関しては収縮期140，拡張期90 mmHgを超える女性にはピルを使用しないように指導する．

2　ピルの副作用（**表2**）

ピルの服用の始めには，吐き気，頭痛，嘔吐，乳房の腫脹，不正出血などの症状が現れることがある．しかし，数か月服用を続ければ，これらの副作用が軽減される．検査所見として血圧上昇，AST，ALTの異常，子宮の増大，乳房腫瘤の出現，体重の異常な増加は要注意である．ふくらはぎの痛み，突然の息切れ，激しい胸痛や頭痛，失神，手足のしびれなどが出現したら，血栓症を疑い直ちに服用を中止する．

子宮頸癌や乳がんもリスクが増加するといわれている．定期的な検診を勧める．

喫煙の人が血栓症，心筋梗塞にかかる危険性が高まるため禁煙させる．

D　ピルのホルモン療法適応例

ピルによるニキビ治療は日本皮膚科学会のガイドラインでは推奨度はC2であるが，欧米では多

表 1. ピル処方に際して推奨される検査

検査時期	必ず行う検査	希望があれば行う検査
ピル処方前	問診 血圧測定 体重測定	血栓症のリスクが高いときには血液凝固系検査 子宮頸部細胞診 性感染症検査 乳房検診
服用開始1か月後	問診 血圧測定 体重測定	
服用開始3か月後 および以降3か月ごと	問診 血圧測定 体重測定	
服用開始6か月後 および以降6か月ごと	問診 血圧測定 体重測定	血栓症のリスクが高いときには血液凝固系検査 性感染症検査 乳房検診
服用開始1年後 および以降1年ごと	問診 血圧測定 体重測定	子宮頸部細胞診

（文献1；日本産科婦人科学会編：低用量経口避妊薬の使用に関するガイドライン（改訂版），2005より）

表 2. 服用を中止すべき症状または状態

	服用を中止すべき症状または状態	疑われる疾患
1	片側または両側の下肢（ことに，ふくらはぎ）の痛みと浮腫	血栓性静脈炎
2	胸痛，胸内苦悶，左腕，頸部などの激痛	心筋梗塞
3	突然の激しい頭痛，持続性の頭痛（片頭痛），失神，片麻痺，言語のもつれ，意識障害	出血性・血栓性脳卒中
4	呼吸困難（突然の息切れ），胸痛，喀血	肺塞栓
5	視野の消失，眼瞼下垂，二重視，乳頭浮腫	網膜動脈血栓症
6	黄疸の出現，瘙痒感，疲労，食欲不振	うっ滞性黄疸，肝障害
7	長期の悪心，嘔吐	ホルモン依存性副作用，消化器系疾患
8	原因不明の異常性器出血	性器癌
9	肝臓の腫大，疼痛	肝腫瘍
10	体を動かせない状態，顕著な血圧上昇がみられた場合など	静脈血栓症への注意

（文献1；日本産科婦人科学会編：低用量経口避妊薬の使用に関するガイドライン（改訂版），2005より）

数のランダム化比較試験が行われ高いエビデンスを有している．アメリカでは**表3**のように9種類のピルによるニキビ治療のケーススタディーがある．3種類のピル（OrthoTri-Cyclen, Estrostep, Yaz）がニキビ治療薬としてFDAで承認されている[2]．日本の日本皮膚科学会のガイドラインでは，血栓症や発癌のリスクのこともあり推奨されていない．

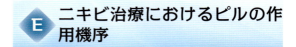

E ニキビ治療におけるピルの作用機序

ピルは黄体形成ホルモン（LH）値を正常域まで下げ卵巣性のアンドロゲン以外に副腎性アンドロゲンも低下させる．低用量ピルに含まれるエストロゲンはエチニルエストラジオールのみである．エストロゲンは血中 sex hormone binding globu-

表 3. アメリカにおけるピル治療薬のケーススタディー

Drug Name	Estrogen (μg)	Progesterone (mg)
Ortho Tri-Cyclen*	Ethinylestradiol 35	Norgestimate 0.18/0.215/0.25
Estrostep*	Ethinylestradiol 20/30/35	Norethindrone 1
Yaz*	Ethinylestradiol 20	Drospirenone 3
Yasmin	Ethinylestradiol 30	Drospirenone 3
Alesse	Ethinylestradiol 20	Levonorgestrel 0.1
Mircette	Ethinylestradiol 20/10	Desogestrel 0.15
Triphasil	Ethinylestradiol 30/40/30	Levonorgestrel 0.5/0.75/0.125
Desogen	Ethinylestradiol 30	Desogestrel 0.15
Ortho Cyclen	Ethinylestradiol 35	Norgestimate 0.25

*FDA認可

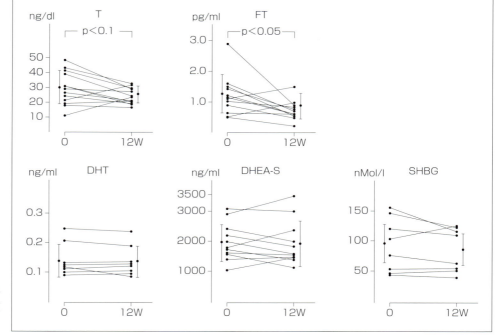

図 3.
ロ. リンデオール投与前後の血中ホルモン値

lin(SHBG)を増加させ遊離テストステロン(FT)を減少させて皮膚組織での5α-reductase活性を抑制しダイハイドロテストステロン(DHT)への代謝を抑制させる．

本邦でのニキビ治療の報告は少なく中用量ピルのロ．リンデオール[3]と低用量ピルのマーベロン[4]の報告があり，いずれもピルにより血中FTを下げることによりニキビが改善する機序が報告されている(図3)．

すべての種類の低用量ピルでも，ニキビに有効であるが，第3世代のマーベロンが一番効果を認めるという報告がある[5]．これは理論的に見ても合理的である．しかし，第1世代，第2世代，第3世代の4種類の低用量ピルのニキビ治療への影響についての我々の研究では，図4に示したようにどの種類のピルでも，やや改善以上の奏効率は約60〜70%であり，第1や第2世代のピルでも第3世代のマーベロンと同等な成績が得られた．第2世代ピルのレボノルゲストレル含有のピルは，男性ホルモン作用が強くニキビ治療に不向きとされていたが，意外にも他のピルと同様な成績であった．

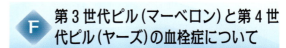

第3世代ピル（マーベロン）と第4世代ピル（ヤーズ）の血栓症について

マーベロンは，欧米では最も副作用の少ないピ

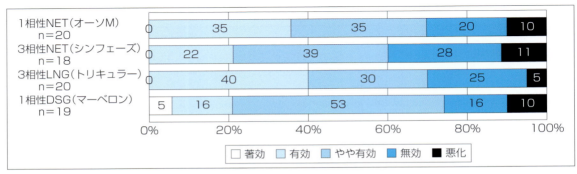

図 4. ニキビ改善度

表 4. 各プロゲストーゲンの薬理作用

	Progestogenic	Antiandrogenic	Antimineralocorticoid	Androgenic
Progesterone	+	(+)	+	−
Drospirenone	+	+	+	−
Norgestimate	+	−	−	(+)
Levonorgestrel	+	−	−	(+)
Desogestrel	+	−	−	(+)
Norethindrone	+	−	−	(+)
Cyproterone acetate	+	+	−	−

ルとして普及していた．しかし，副作用による静脈血栓症が頻繁に報告されるようになり，その発生頻度は第2世代ピルと比べ高いという報告がされた．日本ではマーベロン発売の承認の際に，「第2世代のピルに比較し血栓症のリスクが高いというWHOの疫学調査を否定しえないことにより，他のピルが適切でないと考える場合に限り投与を考慮する」，つまり，第一選択薬にしないという添付文書を盛りこまれての発売となった．

ヤーズのプロゲストーゲンであるドロスピレノンは，黄体ホルモン作用に加えスピロノラクトンと同じ骨格を持った構造式のため抗アンドロゲン作用を持ち，さらに抗ミネラルコルチコイド作用があり，生体内の黄体ホルモンであるプロゲステロンに近い薬理学的特徴がある（**表4**）[6]．これらの作用により多毛症やニキビに治療効果が期待され，FDAでもニキビ治療薬として承認されている．しかし，本邦では2010年11月に発売されて以来，14万人に処方されて，87例の血栓症と，3例の死亡例が報告されている．BMJのデンマークのコホート研究[7]でも，ピルを服用していない女性の静脈血栓症の頻度に比べ，第2世代のレボノルゲストレルではリスク比が2.9倍，第3世代のデゾゲストレルは6.6倍，第4世代のドロスピレノンでは6.4倍に増加するというデータがある．つまり，第2世代のレボノルゲストレルと比較し，第3，4世代の黄体ホルモン製剤は第2世代と比べ約2倍リスクが高まる．治療効果については第1世代や第2世代のピルも同様の奏効率のため，もし皮膚科医が経口避妊薬をニキビ治療に用いる場合は第1世代と第2世代のピルを投与すべきである．

G おわりに

ピルによるホルモン治療はニキビ治療の第一選択ではない．ホルモン治療をする場合は，その副作用などを考え十分なインフォームドコンセントを行い，慎重に実施すべきである．第3世代1相性のマーベロンや，第4世代1相性のヤーズは歴史が浅く，ニキビや多毛症に欧米では1番効果があるとの報告もあるが，第1世代，第2世代のピルと治療効果は同等と思われ，血栓症の副作用のリスクを考慮すれば皮膚科医は投与すべきでないと考える．

文 献

1) 日本産科婦人科学会編：低用量経口避妊薬の使用に関するガイドライン 改訂版, 2005.
2) 相澤 浩, 新村眞人：女性痤瘡患者の血中アンドロゲン動態：ロ. リンデロール投与の影響. ホルモンと臨床, **44**：115-119, 1996.
3) 松本安代, 山辺晋吾, 浅原彩子ほか：低用量ピルによるにきび治療の効果. 産と婦, **75**：640-645, 2008.
4) 松本安代, 山辺晋吾, 村上雄太ほか：低用量ピルの種類による満足度と使用感について. 産婦治療, **99**：96-101, 2009.
5) George R, Clarke S, Thiboutot D：Hormonal therapy for acne. *Semin Cutane Med Surg*, **27**：182-196, 2008.
6) Rapkin AJ, Winer SA：Drospirenone：a novel progestin, *Exp Opin Pharmacother*, **8**：989-999, 2007.
7) Lidegaad, Nielsen LH, Skovlund CW, et al：Riskofvenous thromboembolism from use of oral contraceptives containing different progestogens and oestrogendoses：Danish cohort study, 2001-9. *BMJ*, **343**：d6423, 2011.

《ニキビと診断できれば》

5 保険診療と自由診療
　　[自由診療で何ができる？]

6）ビタミン薬外用療法をどう使う？

池野　宏

◆ Key point ◆

1. ニキビは慢性炎症疾患である．
2. ニキビ患者の顔面のニキビのない正常に見える毛穴の周りでさえ，炎症性サイトカインの発現がみられる．
3. ニキビの病因において，従来のアクネ菌原因説に加え，皮脂酸化説が注目されてきている．
4. リン酸ビタミンC外用は，ビタミンC外用より圧倒的に効率的に，皮膚に吸収される．
5. リン酸ビタミンCは，皮膚表面，表皮内，真皮内で，有効な活性酸素除去効果を有している．
6. ニキビが治っても，赤みや色素沈着，瘢痕部分に炎症が残存しているので，リン酸ビタミンC療法のように，ニキビ痕を消せる可能性の高い薬剤を選択し，治癒後も痕を改善させるために，使用を継続する．

A　はじめに

「ビタミン薬外用療法をどう使う？」という表題であるが，ここ数年，欧米でもニキビの病理学的メカニズムに，活性酸素が主体をなす酸化ストレス説[1〜3]が注目されだし，本項で解説するビタミンC外用療法[4〜6]を含め，抗酸化剤による治療の有効性は数多く報告[7〜9]され出してきた．ここ十数年，従来の4大原因（毛囊開口部閉塞・皮脂の過剰産生・アクネ菌の増殖・炎症の悪循環）に関する議論が繰り返されており，いまだにそれぞれの関与は否定できないものの，それ以外の種々の要因や，この4つの病因の別の側面の重要な知見が，最近数年報告されてきている．

2013年や2014年の欧米専門誌のニキビレビューでは，ニキビという疾患を，「感染」病ではなく，「慢性炎症」病である，ととらえている[10)11)]．

アクネ菌の関与は確実であるものの，ニキビの最初の（初期）病変の起こる病理学的メカニズムを，最近の知見から考えると，アクネ菌犯人説には，いくつかの矛盾が考えられ，その矛盾への解答がここ数年，全く得られていない[12)13)]．

ニキビ病変の炎症進行の起点から悪化因子に関して，40年前より報告されている皮脂の酸化説が，最近，炎症性サイトカインの発現へのinflammasomeの関与の報告[14)15)]により，改めて再検証されてきている．

このような最新の知見を考えると，ビタミンC外用療法は，ニキビの補助療法どころか，メイン治療とも考えられるくらいである．

B ニキビの病理学的メカニズム

　40年前より報告されている皮脂の酸化説に関して言及すると，毛孔異常角化や微小面皰の病因として，歴史的なDowningらの必須脂肪酸不足[16]から，Melnikらの表皮脂質の毛囊での不足説[17]，山本らのバリア機能低下説[18]，Saint-Legerらのスクワレン酸化説[19][20]までいろいろ有力な検証がなされており，2000年代に入っては，Ottavianiらが，酸化スクワレンが痤瘡の初期病変を起こす炎症誘発性サイトカインを産生することを報告し[21]，俄然，活性酸素による皮脂の酸化病因説にスポットが当てられるようになった．以上の多くの検証により，スクワレン酸化に大きな影響を及ぼすactive oxgen species（活性酸素種）の存在が，現時点では有力な痤瘡病因の一つと考えられる[6]．

　リン酸ビタミンCは，アスコルビン酸の2位にリン酸基を持つ誘導体で，皮膚から吸収され，表皮・真皮内でリン酸基が酵素的に切断され，純粋なアスコルビン酸に変換される．アスコルビン酸自体の外用では，皮膚への吸収が悪いが，リン酸ビタミンCだと，経皮吸収がよいだけでなく，皮膚内で100％純粋なビタミンCに変換されるので，豊富なビタミンCの皮膚内濃度が実現できるのである[22]．

　好中球由来のヒドロキシラジカルから，次亜塩素酸までの重大な活性酸素種を確実に捕捉できるビタミンCを，皮膚内に大量に移行させうるリン酸ビタミンCは，いわば，皮膚内の最大の活性酸素種除去ドラッグなのである．

　リン酸ビタミンCの痤瘡への効果理論メカニズムを解説する．

　まず，①痤瘡病態がある程度進行した状態（ニキビの数が10個以上〜中等度痤瘡までの状態）の場合と，②痤瘡のごく初期の状態の場合とに分けて説明する．

1 痤瘡病態がある程度進行した状態（ニキビの数が10個以上〜中等度痤瘡までの状態）の場合

　ある程度進行した状態なら，角質バリアの破壊により，アクネ菌をはじめ，いろいろな細菌や角質表面の異物が表皮内に侵入，浸潤するため，ケラチノサイトからのいろいろな炎症性サイトカインの発現が起こり，炎症の悪循環も起こっている．当然，従来行われてきた抗生物質の内服も外用も，アダパレンの外用も，一定の効果が期待できるであろう．一定の効果，というのは，内服抗生物質での完治症例のEBMを伴った報告や，安全な1年以上のメンテナンスの報告が全くないのと，EBMを伴ったアダパレン単独での（maintenance phaseとして）1年以上のメンテナンスの報告がないからである[23][24]．

　この段階で，リン酸ビタミンCの外用は，抗生物質の内服やアダパレンの外用と同様に，一定の効果が期待できるのである．抗菌作用や消炎効果がまだ証明されていないリン酸ビタミンCが，なぜ一定の効果が出せる，などと言えるのだろうか？　確実に言えることは，この段階で皮膚組織内で何が起こっているかというと，少なくとも，リンパ球・好中球の浸潤が起こっている．好中球の浸潤が起こっている場合に，同じ場所に大量のリン酸ビタミンCからリン酸の切れた純粋なビタミンCが存在したとすると，好中球由来のヒドロキシラジカルも次亜塩素酸も当然，捕獲される．

　ビタミンCが有効に抗酸化作用効果を発揮するためには，ラジカルが生体分子を攻撃する前に，そのラジカルを捕捉する必要があるが，二木らの報告によると，ビタミンCは各種活性酸素種を捕捉するが，最も有効に捕捉できるラジカルはペルオキシラジカルであり，さらに（生体で常に起こっていて，毛囊内酸化皮脂や膿疱部分の過酸化脂質などで起こっている）連鎖的脂質過酸化反応で二次的に発生するペルオキシラジカルさえも，ビタミンCは確実に捕捉できる[25][26]．すなわち，抗生物質はアクネ菌を殺菌するだけであるが，アクネ

菌叢の過剰増殖の場合や，菌抵抗性が出現している場合は，殺菌・静菌できない可能性も生じてくる．しかし，リン酸ビタミンC由来の大量のビタミンCは，少なくとも炎症現場に存在するペルオキシラジカルを中心に，各種活性酸素種を確実に化学反応として例外なく捕捉できるうえに，痤瘡の連鎖炎症の原因と考えられる連鎖的脂質過酸化反応[20]を，確実に速やかに鎮静化できるので，二次的な炎症も鎮火せざるをえないであろう．

　抗生物質は，アクネ菌自体のコロニー数の少ない初期の痤瘡病変では，ターゲットのアクネ菌が少ないので，それほど効果が出せないし，アクネ菌が満ちあふれている中等度以上の病変部でも，最近報告され続けている菌抵抗性も加われば，確実に殺菌・静菌できないが，リン酸ビタミンC由来のビタミンCは，痤瘡炎症の中心をなす，各種活性酸素種のラジカル攻撃をことごとく中和・鎮静できるので，たとえアクネ菌殺菌に対して無効であっても，抗生物質以上に炎症の鎮静化に有効だと考えられ，実際に筆者らは，臨床データを報告している[4〜7)27]．

　例えて言うと，アクネ菌を目指して，一斉の機関銃照射（活性酸素除去治療を伴わない抗生物質投与）が行われると，その場のアクネ菌は死ぬであろうが，（好中球由来の活性酸素種による）周囲の現場（組織）破壊も激しくなる．アクネ菌がその病変部で死滅したとしても，重篤な現場破壊により，新たな細菌・異物の流入による炎症の連鎖，増悪が再燃し，痤瘡の炎症は継続する，と考えている．しかも，数週間も機関銃照射を続けられない（長期間の内服を継続できない）ので，アクネ菌の再度増殖の可能性を断ち切れない．

　しかし，一斉の機関銃照射に弾が全く入っていなかったら（ラジカル捕獲），アクネ菌は死なないが，現場破壊も起こらない．たとえアクネ菌が残存しても，ニキビに罹患しているのは健康な若者たちであるから，よほど重篤な組織破壊さえ起こらなければ，アクネ菌をその時点で殺せなくとも，自然免疫や，本来の強固な免疫システムにより，

アクネ菌のそれ以上の浸潤，増加は防げるであろう．健康な若者の顔の5円玉くらいの擦過傷を例にとると，消毒しなくても，抗生物質投与をしなくても，流水のみで自然治癒する臨床例を我々皮膚科医は日常的に経験している．

　リン酸ビタミンCからリン酸基が切れたビタミンCのみでも，好中球由来やアクネ菌刺激由来の活性酸素種をことごとく捕捉できれば，病変部に浸潤しているリンパ球に対しても，活性酸素を媒介とする炎症性メディエーターは徐々に発現が減り，リンパ球由来の炎症性カスケードも鎮静化できると推論できる．中等度以上の痤瘡炎症現場も鎮静化できるだろう．

　現場破壊さえ起こさせなければ，炎症連鎖の中心をなす活性酸素種を鎮静化することにより，現場破壊から回避できたケラチノサイトや線維芽細胞からの抗菌ペプチドにより，容易にアクネ菌の浸潤を抑え込めるであろう．

2　痤瘡の初期状態の場合

　痤瘡病態のごく初期の状態（Jeremyらの言う，痤瘡患者の，病変部ではない一見正常な毛囊の周りに既に炎症性サイトカインの発現が確認されている状態[12]）を推察すると，アクネ菌の（炎症初期と仮定しているので）軽度増殖が起こっていても，毛囊内であれば，①角質の外部か，②ケラチノサイトに接している部分かである．①の角質の外部の場合であれば，直接角質以外のケラチノサイトにアクネ菌は接触しないので，炎症性サイトカインの発現は起こりえない．②のケラチノサイトに接している部分にアクネ菌の軽度増殖が起こっている場合でも，まずはケラチノサイトがアクネ菌の菌体成分を認識して発現する抗菌ペプチドにより，常在菌叢を上回るアクネ菌コロニーは死滅するであろう．よって，アクネ菌が一見正常な痤瘡患者の毛囊に発現している炎症性サイトカインの原因である可能性は，極めて小さい．

　では，この初期の状態の，毛囊の周りに既に発現している炎症性サイトカインのトリガーをどこに求めればよいのであろう．筆者は次のように推

察している．推察ではあるが，すべての皮膚状態を考慮したとき，他にトリガーを考えることは難しい，と考えている．

各種毛囊内の内容物である皮脂と剥離角質の混合物（以下，皮脂混合物）の中の，脂肪酸や過酸化脂質の酸化度が高くなったとき，酸化レベルの高い皮脂混合物が，天然のクリームとして角質から吸収されると（化粧品の乳液やクリームが皮膚に吸収されていくのであるから，当然自分自身の皮脂も一部吸収されていく），同部分のケラチノサイト内のinflammasomeが，酸化レベルの高い皮脂混合物中の皮脂を認識し，Simardらが報告しているように[15]，炎症性サイトカインを発現する．これにより，痤瘡病態のごく初期の状態の，一見正常な痤瘡患者の毛囊や微小面皰の周りに既に存在する炎症性サイトカインの発現を説明できる．当然，ケラチノサイト内のinflammasomeが，どの程度の酸化レベルの高い皮脂混合物の皮脂を認識し，どのレベルで炎症性サイトカインを発現するのかは，今後の検証を待たねばならない．

つまりこのメカニズムでリン酸ビタミンCの痤瘡への有効性を考えると，リン酸ビタミンCにより，皮脂の酸化がどんどん抑えられるので，inflammasomeが炎症性サイトカインを発現するレベルの酸化度の高い皮脂混合物中の皮脂が減少し，最終的には正常の（酸化度の低い）皮脂のレベルに回復するので，角質内顆粒層まで浸透した（正常レベルまで回復した皮脂混合物中の）皮脂では，ケラチノサイト内のinflammasomeから，炎症性サイトカインの発現は起こらなくなる，と推察している．よって，ごくごく初期の痤瘡炎症の発現は予防できるし，中等度以上の痤瘡炎症においても，ことごとく活性酸素種を除去することにより，機関銃銃弾皆無状態にできるので，鎮静化が期待できるのである．実際，米国で数年前に認可された外用dapsoneのメカニズムも，炎症性サイトカイン発現抑制プラス次亜塩素酸抑制であるので，好中球からの銃弾除去メカニズムと考えることができるし，ミノサイクリンやドキシサイクリンのメカニズムにおいても，抗菌作用以外に，宮地，赤松らの報告している活性酸素除去効果[28)29)]により，やはり好中球からの銃弾除去メカニズムとみなせるのである．

C リン酸ビタミンC外用療法の実際

臨床的治療症例を提示し，治癒過程を解説していく．

ここに，筆者が過去に報告したAADやSIDへの学会発表症例も含まれている．

1 リン酸ビタミンC（以下，AP）外用と欧米外用剤との併用例

a）5％APローション＋1％クリンダマイシンローション（以下，CL）

クリンダマイシンというと，多くの医師は抗菌作用を考えるであろう．当然抗菌作用もあるが，Handらの報告している[30)]ように，活性酸素除去作用もある．CLが，抗菌作用を発揮している場合は，APの活性酸素除去作用（皮脂の酸化抑制作用）と抗菌作用の両方で，皮脂の酸化抑制，スクワレン酸化抑制，アクネ菌叢増殖抑制により，痤瘡炎症状態は鎮火せざるをえないと考えている．また，たとえ菌抵抗性が出現した場合でも，CLのこの活性酸素除去作用により，APの活性酸素除去作用が増強し，即効性はやや低減するが，皮脂の酸化抑制，スクワレン酸化抑制という痤瘡炎症トリガーと筆者が考える部分に働くことで，多くの症例で有効性を発揮する．

＜症例1＞

図1（症例1）はbaselineから1，2，4か月の改善＋baselineから6か月後にはニキビ痕も改善した例である．具体的には，APローションを朝晩使用し，対象痤瘡の病因に合ったCLとの併用により，12週で改善し，6か月後には赤み，色素沈着も図1のごとく，かなり改善する．もちろん，①禁煙，②紫外線防御のための日焼け止め・ファンデーション塗布励行，③週に最低42時間以上の睡眠確保という3項目は，顔面皮膚への活性酸

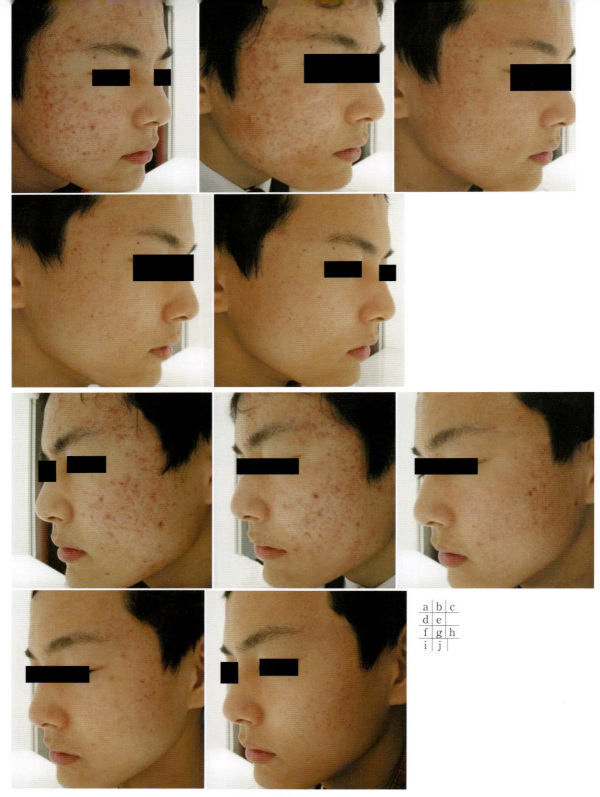

図 1. 症例 1：AP＋CL

a〜e：Right
 a：Baseline b：Month 1 c：Month 2 d：Month 4 e：Month 6
f〜i：Left
 f：Baseline g：Month 1 h：Month 2 i：Month 4 j：Month 6

素発生防止のため必須である．皮脂の酸化抑制，スクワレンの酸化抑制による毛孔内炎症の発症抑制を狙った1% CLと5% APの併用療法をしていけば，APのセラミド合成効果[31]も加わり，軽症・中等度の痤瘡病変なら角質細胞間脂質のバリアがほぼ1か月で回復していくので，3〜4か月という期間で，かなりの痤瘡症例が再現性をもって，改善していくのである．

b）5% APローション＋0.1%アダパレンゲル（以下，0.1% ADG）

口囲や頬部，下顎部の直径2mmまでの丘疹ニキビには，0.1% ADGが有効である．患者には，「必ず，始めの2〜4週間は，乾燥したり発赤が出現したりするが，休みながらでも続ければ（中断しても必ず再開させれば），そして保湿剤を併用すれば，気にならないぐらいに乾燥や発赤が回復してくるので，使い続けよう」と指示している．臨床経験上，直径2mmまでの毛孔角化異常をほぼ100%改善できるアダパレンは，素晴らしい痤瘡外用剤であると考えているが，痤瘡病因を活性酸素種という立場からみると，EBMの面で，アダパレンをファーストライン治療剤とは考えにくい．例えばEBMに関しても，アダパレンの3〜6か月のメンテナンス治療の報告はあるが，（maintenance phaseの期間として）1年以上の報告は全くない[24]．欧米では，使用開始直後から，痤瘡病変部を含め全顔に塗布させる．軽度の痤瘡ならまだよいが，中等度以上の痤瘡の全顔にアダパレンを塗布すると，痤瘡病変によりかなり障害を受けている表皮角質バリア機能がさらに障害され，せっかくのアダパレンの有効性（100%近くの毛囊角化異常改善率）が発揮される前に，刺激性接触性皮膚炎が起こってしまう可能性が高くなるであろう．

欧米皮膚科専門医に真っ向から反対する意見となるが，アダパレンの使用は，病変部のみに限ってこそ，特に黄色人種では，有効性の確率が高められると考えている．直径2mmまでの毛孔角化異常をほぼ100%改善できる素晴らしい痤瘡外用剤であるからこそ，刺激性接触性皮膚炎を回避させうる能力のある皮膚科専門医こそが，アダパレンを使いこなせなくてはならない．

＜症例2＞

図2（症例2）は，中等度の痤瘡症例の臨床写真であるが，両頬部に紅色丘疹・膿疱・囊腫が多数存在し，下顎部にも一部小囊腫が存在し，毛囊閉塞状態も中等度〜重度とみなせる痤瘡症例である．

囊腫の本態は，1個の炎症性毛囊や1個の膿疱性毛囊が，表皮・真皮内で横に拡大（浸潤）して連結した状態であり，毛孔開口部閉塞も重症化している．5mm以上の囊腫では，ADGの単独療法には抵抗性を示す場合も多い（この症例の場合，2mm以上の囊腫が存在したが，有効であった）．中等度までの痤瘡病変に対してなら，毛孔閉塞を改善させうる0.1% ADGと，病変部に浸潤している好中球由来の活性酸素種をことごとく除去できる5% APローションとの併用は，絶妙のコンビネーションといえるだろう．

c）5% APローション＋1% CL＋0.1〜0.2%レチノイン酸ゲル（以下，RAゲル）

口囲や下顎部の直径2mm以上（特に5mm以上）の丘疹・膿疱および囊腫のあるニキビや重症痤瘡には，AP＋1% CL＋0.1〜0.2% RAゲルの3者併用療法を選択する．

これらの病変に対して，基本的な5% APローションと1% CLとの併用投与に加え，囊腫および膿疱部位に，0.1〜0.2% RAを夜1回塗布させる．始めの2, 3週間は，RAによる角質剝離のため，乾燥状態が出現し，剝離された角質部分への1% CL塗布にかなりの疼痛が伴うので，患者からのRA継続使用拒否の訴えが出てくることも多いが，刺激性接触性皮膚炎が起こっていない限り，RA塗布を3, 4日休ませてもいいので，全体としては継続させる．刺激性接触性皮膚炎が起こるというのは，皮膚科学的には，患者サイドの訴えとしての疼痛や発赤，または激しい痒みの存在であり，客観的症状としての浸潤を伴う紅斑，水疱，

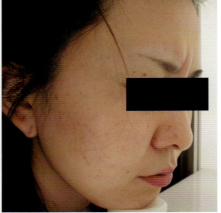

図 2.
症例 2：AP＋ADG
 a, b：Right
  a：Baseline
  b：Week 12
 c, d：Left
  c：Baseline
  d：Week 12

びらんが存在することである．この顔全体に，痤瘡それ自体によるびまん性発赤を伴い紅色丘疹・小膿疱が多数存在し，毛嚢閉塞状態も中等度以上の患者には，間違ってもケミカルピーリングを行ってはならない．残存している正常皮膚のバリアを障害するうえに，毛嚢閉塞状態も改善せず，万一，一時的にわずかに改善しても，1か月後の増悪が必至だからである．確認せねばならないことは，ケミカルピーリングではたとえ50％や60％のグリコール酸でも，この症例のような面皰や毛孔異常角化は完全に改善せず，当然，第一の痤瘡病因である皮脂の酸化やスクワレンの酸化を全く抑制できないからである．P. acnes のコロニーを一掃できる，と推測する医師も多いが，膿疱部分の過剰 P. acnes 叢を減少させるだけならよいが，常在菌であり正常皮脂膜構築に欠かせない[32] P. acnes が一掃されてしまうなら，1，2か月後の顔面皮膚バリアが確実に障害されるわけである．

＜症例3＞

図3（症例3）は，中等度～重症の間くらいの痤瘡で，baseline（図3-a, c），5か月後（図3-b, d）の顔面の改善画像である．下顎部から頬に存在する2mm以上の丘疹・嚢腫（特に5mm以上の嚢腫）に対しては，アダパレンでは即効性や改善度の面で，0.1％ RA に比し劣るので，RA 塗布時に部分的な赤みやびらんが少々生じても，刺激性接触性皮膚炎の広がりを監視しつつ，可能な限り，休ませながら，RA 使用を継続させる．この症例も始めの1か月は患者と，「やめたい，赤くなりすぎ人前に出られない」，「顎のニキビさえ治れば全体が完治するので頑張って続けよう」の押し問答の繰り返しであったが，1か月後に顎の状態が，baseline の写真より改善したことを自覚した患者からは，二度と拒否の言葉は出なかった．当然，局所的刺激性接触性皮膚炎も再燃しなかったことは言うまでもない．

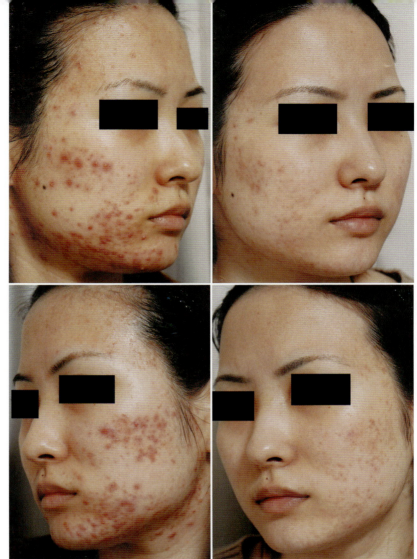

図 3.
症例 3：AP＋CL＋RA
a, b：Right
　a：Baseline
　b：Month 6
c, d：Left
　c：Baseline
　d：Month 6

2　AP 単独療法

比較的，軽症〜中等度の痤瘡までなら，AP 単独療法で改善効果が期待できる．

併用療法に比べて即効性は劣るが，リン酸ビタミン C だけで治ったということで，長期メンテナンス使用の面では，アドヒアランスの上昇が認められる．

＜症例 4＞

AP 単独だと，前述のごとく即効性では劣るが，図 4（症例 4）のように 5 か月後には，面皰や微小面皰の改善が認められるだけでなく，赤みや色素沈着というニキビ痕がかなりきれいに改善できる．

D　特殊な痤瘡病態への治療（DAK）

顔全体がびまん性に赤く（眼周囲以外），欧米ではサンドペーパーニキビとも呼ばれているもので，全体的に微小面皰から小面皰，小丘疹が存在し，それほど大きな（1.5〜2 mm 以上）丘疹痤瘡はできにくいが，常に全体がザラザラしている．臨床経験的に痤瘡新生のスピードが早く，50％グリコール酸ピーリングで一時的に改善させても 1 週間ともたず（一時的にすら回復しないことも多い），再発してしまうのである．

臨床経験的に，痤瘡新生の病因を推測すると，

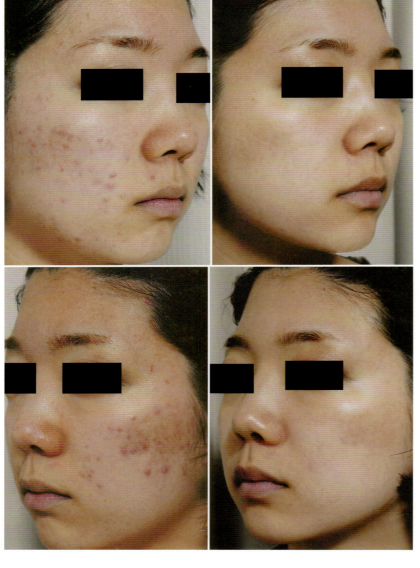

図 4.
症例 4：AP
　a，b：Right
　　a：Baseline
　　b：Month 5
　c，d：Left
　　c：Baseline
　　d：Month 5

活性酸素による皮脂酸化度の高まりに対して毛囊異常角化の進行が反応しやすい傾向が感じられ，AP＋CL による抗酸化作用に対して，非常に感受性が高く，急速に改善に向かうケースが多い．

＜症例5＞

図5（症例5）は，図5-a，c が baseline，図5-b，d が6か月後である．6か月後には，つるつるとした，キメの細かい白い肌が実現している．

赤みの原因が個々の毛囊異常角化と微小炎症であると考えられ，AP＋CL にて，どの症例もほぼ1〜2か月でザラザラが取れ（小面皰も微小面皰も改善し，毛孔異常角化も改善していく），3〜4か月でそれらがほぼ完全に改善することからみる

と，AP＋CL の皮脂に対する抗酸化作用が有効なのであろうと推測できる．図5 のごとく，6か月後には，当然全体の赤みも消え，美白度の増した肌となるのである．その後の維持療法（メンテナンス療法）として，改善後は，5％ AP ローションを月に 50 ml ほど使用していけば，ほぼ数年単位で安定し，夏の紫外線で再発したとしても，AP＋CL を1，2か月再開させれば，完治に近く改善できる．

痕をきれいにするのは，患者の希望のためだけでなく，赤みや色素沈着の治療が必要だからである．なぜなら，全米皮膚科学会の痤瘡の権威であ

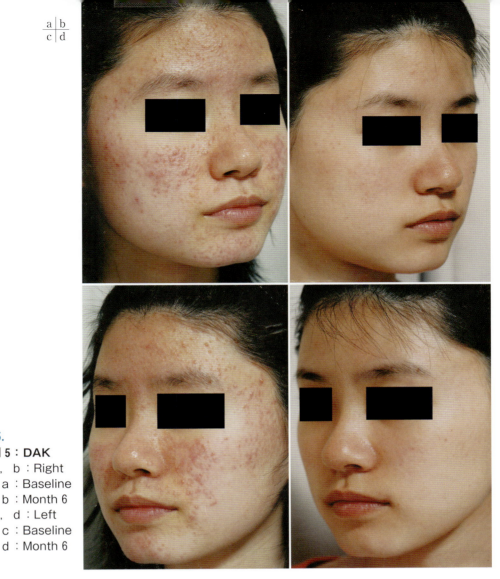

図 5.
症例 5：DAK
a, b：Right
a：Baseline
b：Month 6
c, d：Left
c：Baseline
d：Month 6

る Del Rosso が，皮膚科専門誌やシンポジウムで盛んに繰り返してる[33]ように，赤みや色素沈着の部分に認められる持続的な炎症性サイトカインの発現を抑制しないと，ニキビの完治が見込めないからである．

皮膚真皮に吸収されて，ビタミン C に変換されるリン酸ビタミン C が，なぜ持続的な炎症性サイトカインの発現を抑制できるのかというと，当然推測（仮説）であるが，前述のごとく，表皮に吸収されてくる皮脂の酸化度をリン酸ビタミン C（変換されたビタミン C）が，表皮の内外（吸収前の角質外側の皮脂の酸化度を抑え，吸収されてきた皮脂の酸化度さえも内部のビタミン C が抑制）で抗酸化作用を発揮するためだと考えている．酸化度の低くなった皮脂には，inflammasome が反応しない，または，炎症性サイトカインまでは発現しないのだと考えている．あくまで，リン酸ビタミン C によって奏功した甚大な数の症例から，レトロスペクティブに推測した仮説でしかなく，今後の研究を待たないと，科学的な検証はできない．

5% AP ローションの処方を**表 1** に示す．

文　献

1) Bowe WP, Patel N, Logan AC：Acne vulgaris： the role of oxidative stress and the potential therapeutic value of local and systemic antioxi-

表 1. 5％リン酸ビタミンCローションの処方

	成分量
リン酸ビタミンC	5 g
エタノール	3 ml
プロピレングリコール	2 ml
グリセリン	5 ml
10％メチルパラベン	2 ml
滅菌精製水	約88 ml
合計	100 ml

dants. *J Cosmet Dermatol*, **11**：742-746, 2012.

2) Basak PY, Gultekin F, Kilinc I：The role of antioxidative defense system in papulopustular acne. *Journal of Dermatol*, **28**(3)：123-127, 2001.

3) Tochio T, Tanaka H, Ikeno H：Accumulation of lipid peroxide in the content of comedones may be involved in the progression of comedogenesis and inflammatory changes in comedones. *J Cosmet Dermatol*, **8**：152-158, 2009.

4) Ikeno H, Ohmori K, Yunoki, et al：Open study comparing 5％ sodium L-ascorbyl-2-phosphate lotion versus 1％ clindamycin phosphate lotion for acne vulgaris. *Cosmet Dermatol*, **19**：43-48, 2006.

5) Ikeno H, Ohmori K：Open study comparing sodium L-ascorbyl-2-phosphate 5％ lotion versus adapalene 0.1％ gel for acne vulgaris. *Cosmet Dermatol*, **20**：368-372, 2007.

6) Woolery-Lloyd H, Baumann L, Ikeno H：Sodium L-ascorbyl-2-phosphate 5％ lotion for the treatment of acne vulgaris：a randomized, double-blind, controlled trial. *J Cosmet Dermatol*, **9**(1)：22-27, 2010.

7) Ruamrak C, Lourith N, Natakankitkul S：Comparison of clinical efficacies of sodium ascorbyl phosphate, retinol and their combination in acne treatment. *Int J Cosmet Sci*, **31**(1)：41-46, 2009.

8) Dreno B, Foulc P, Reynaud A, et al：Effect of zinc gluconate on propionibacterium acnes resistance to erythromycin in patients with inflammatory acne：*in vitro* and *in vivo* study. *Eur J Dermatol*, **15**(3)：152-155, 2005.

9) Shalita AR, Smith JG, Parish LC, et al：Topical nicotinamide compared with clindamycin gel in the treatment of inflammatory acne vulgaris. *Int J Dermatol*, **34**(6)：434-437, 2005.

10) Kircik LH：Do we need topical antibiotics in our new treatment paradigm of acne vulgaris? Novel question to consider based on an updated model of pathogenesis. *J Drugs Dermatol*, **12**(8 Suppl)：s107, 2013.

11) Kircik LH：Re-evaluating treatment targets in acne vulgaris：adapting to a new understanding of pathophysiology. *J Drugs Dermatol*, **13**(6 Suppl)：s57-s60, 2014.

12) Jeremy AH, Holland DB, Roberts SG, et al：Inflammatory events are involved in acne lesion initiation. *J Invest Dermatol*, **121**：20-27, 2003.

13) Taylor M, Gonzalez M, Porter R：Pathways to inflammation：acne pathophysiology. *Eur J Dermatol*, **21**(3)：323-333, 2011.

14) Thiboutot DM：Inflammasome activation by *Propionibacterium acnes*：the story of IL-1 in acne continues to unfold. *J Invest Dermatol May* **134**(3)：595-597, 2014.

15) Simard JC, Cesaro A, Chapeton-Montes J, et al：S100A8 and S100A9 Induce Cytokine Expression and Regulate the NLRP3 Inflammasome via ROS-Dependent Activation of NF-κB. *PloS One*, **8**(8)：e72138, 2013.

16) Downing DT, Stewart ME, Wertz PW, et al：Essential fatty acids and acne. *J Am Acad Dermatol*, **14**：221-225, 1986.

17) Melnik B, Kinner T, Plewig G：Influence of oral isotretinoin treatment on the composition of comedonal lipids. Implications for comedogenesis in acne vulgaris. *Arch Dermatol Res*, **280**：97-102, 1988.

18) Yamamoto A, Takenouchi K, Ito M：Impaired water barrier function in acne vulgaris. *Arch Dermatol Res*, **287**：214-218, 1995.

19) Saint-Leger D, Bague A, Cohen E, et al：A possible role for squalene in pathogenesis of acne, I. *In vitro* study of squalene oxidation. *Br J Dermatol*, **114**：535-542, 1986.

20) Saint-Leger D, Bague A, Lefebvre E, et al：A possible role for squalene in pathogenesis of acne, II. *In vivo* study of squalene oxides in skin surface and intracomedone lipids of acne patients. *Br J Dermatol*, **114**：543-552, 1986.

21) Ottaviani M, Alestas T, Flori E, et al：Peroxidated squalene induces the production of inflammatory mediators in HaCaT keratinocytes：a possible role in acne vulgaris. *J Invest Dermatol*, **126**：2430-2437, 2006.

22) Nayama S, Takehata M, Kobayashi S, et al：Protective effects of sodium-L-ascorbyl-2 phosphate on the development of UV-induced damage

in cultured mouse skin. *Biol Pharm Bull*, **22**: 1301-1305, 1999.
23) Thiboutot DM, Shalita AR, Yamauchi P, et al: Adapalene gel, 0.1%, as maintenance therapy for acne vulgaris. *Arch Dermatol*, **142**: 597-602, 2006.
24) Bettoli V, Borghi A, Zauli S, et al: Maintenance therapy for acne vulgaris: efficacy of a 12-month treatment with adapalene-benzoyl peroxide after oral isotretinoin and a review of the literature. *Dermatology*, **227**(2): 97-102, 2013.
25) Niki E: Assessment of antioxidant capacity *in vitro* and *in vivo*. *Free Radic Biol Med*, **49**(4): 503-686, 2010.
26) Itoh N, Cao J, Niki E, et al: Advantages and limitation of BODIPY as a probe for the evaluation of lipid peroxidation and its inhibition by antioxidants in plasma. *Bioorg Med Chem Lett*, **17**(7): 2059-2063, 2007.
27) Ikeno H, Nishikawa T: Long term efficacy and safety of the combination therapy with sodium L-ascorbyl-2-phosphate 5% lotion plus adapalene 0.1% gel for Moderate to severe acne in comparison with monotherapy. IID poster presentation 390, 2008.
28) Miyachi Y, Yoshioka A, Imamura S, et al: Effect of antibiotics on the generation of reactive oxygen species. *J Invest Dermatol*, **86**: 449-453, 1986.
29) Akamatsu H, Asada M, Komura J, et al: Effect of doxycycline on the generation of reactive oxygen species: a possible mechanism of action of acne therapy with doxycycline. *Acta Derm Venereol*, **72**: 178-179, 1992.
30) Hand WL, Hand DL, Kin-Thompson NL: Antibiotic inhibition of the respiratory burst response in human poly-morphonuclear leukocytes. *Antimicrob Agents Chemother*, **34**: 863-870, 1990.
31) Ponec M, Weerheim A, Kempenaar J, et al: The formation of component barrier lipids in reconstructed human epidermis requires the presence of vitamin C. *J Invest Dermatol*, **109**: 348-355, 1997.
32) Iinuma K, Sato T, Ito A, et al: Involvement of *Propionibacterium acnes* in the augmentation of lipogenesis in hamster sebaceous glands *in vivo* and *in vitro*. *J Invest Dermatol*, **129**: 2113-2119, 2009.
33) Del Rosso JQ, Kim GK: Topical therapy of acne scarring. Acne scars; classification and treatment, Informa Healthcare, Essex, UK, pp. 20-26, 2009.

《ニキビと診断できれば》

6 治療抵抗性のニキビへのアプローチ(1) 痤瘡瘢痕/ケロイド

須賀　康

◆ Key point ◆

日常診療で経験する治療抵抗性のニキビの皮疹としては，集簇性や囊腫性の痤瘡皮疹に加えて，その炎症後に生じる，いわゆるニキビ痕があげられる．ニキビ痕には，萎縮性や肥厚性の痤瘡瘢痕，さらにはケロイド痤瘡などがあり，これらは形成される以前に，炎症性の皮疹を十分に抑制して予防するのが鉄則ではあるが，もし形成されてしまった場合にはどのように対処すべきであろうか？　主な治療選択肢としてはケミカルピーリングやフラクショナルレーザー照射，外科的手術などがあげられる．それぞれの治療の長所，短所を考慮しながら，患者カウンセリングを行い，症例や皮膚病変に合わせた注意深い対応を行うことが最も大切である．

A 痤瘡瘢痕/ケロイドとは？

いわゆる「ニキビ痕」のことであるが，一般的には痤瘡に対して無治療であったり，治療が不適切であったり，無理に毛包の内容物を押し出そうと試みた場合などに，炎症が重症化するため生じやすくなる．

毛包にニキビの炎症が生じても，ごく初期のうちにその炎症を十分に抑制することができれば，肌の状態は創傷治癒機転により元の状態まで復帰するはずである．しかしながら，膿疱性痤瘡，囊腫性痤瘡など炎症波及が強いニキビでは炎症が反復して，毛包構造が損傷，破壊されて真皮内まで到達しやすい．その結果，真皮，毛包組織が完全には修復できずに，部分的に線維化して治癒する．このため局所には volume loss が生じ，陥凹性の萎縮性瘢痕（acne scarring, postacne scarring）が形成されることになる（図 1-a～c）[1)2)]．

一方では，炎症後に真皮内で生じる創傷治癒に伴って，線維芽細胞やコラーゲン線維の増殖が過剰となり，局所が盛り上がってくる場合があり，肥厚性瘢痕（hypertrophic scar）と呼ばれる（図 1-d）．さらに個体の遺伝・体質によって，真皮内で生じる線維化が制御不能となり，拡大隆起していくこともあり，この場合はケロイド痤瘡（keloidal acne）（図 1-e）と呼ばれ区別されている．

B 痤瘡瘢痕/ケロイドの分類

前述のごとく，ニキビ痕は真皮のコラーゲン線維の反応により，周囲の皮表より陥没した「陥凹性瘢痕」と隆起して厚くなる「肥厚性瘢痕」の2つに大きく分かれる．

Jacob ら[3)]によれば，陥凹性の痤瘡瘢痕はその形状によって, a) アイスピックの刺し傷のごとく，細い先細り型の点状瘢痕を呈する icepick scar, b) 皮下の索状線維性組織による牽引で萎縮性陥

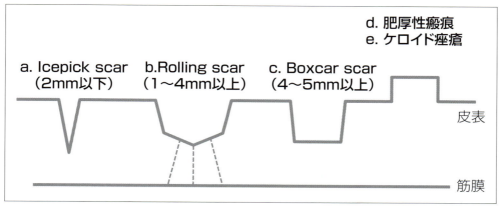

図 1. ニキビ痕の分類（文献3より）

a：Icepick scar．直径2mm以下の細く，深い，鋭い先細り型の点状瘢痕を呈する．その先端は垂直に真皮深層や皮下脂肪組織まで達することもある．
b：Rolling scar．小さなタイプでは1cm以下の陥没であり，大きなものでは1cm以上の陥凹病変を呈する．水痘の皮疹部に形成される瘢痕と類似する，筋膜まで達する異常な線維化を伴う，なだらかな陥没を持つ萎縮性の病変
c：Boxcar scar．類円形で垂直に広範囲の領域が陥没する．浅いタイプでは0.1〜0.5mmほどの陥没になり，深いものでは0.5mm以上である．
d：肥厚性瘢痕．線維組織が隆起するが，元の創部の範囲から過剰に飛び出すことはない．
e：ケロイド痤瘡．元の創部の範囲を超えてブリッジ状に拡大隆起していく．

凹を呈するrolling scar，そして，c)類円形で境界明瞭に広範囲が垂直に陥没したboxcar scarの3型に分類される（図1）．

肥厚性の痤瘡瘢痕（図1-d）は，下顎，前胸部などの安静が保てない部位に生じやすい．肥厚性瘢痕では線維組織が本来の部位から過剰に飛び出すことはない．一方，ケロイド痤瘡（図1-e）では真皮内で制御不能の線維化が生じ，腫瘍的な性格を帯びて，元の創部の範囲を超えてブリッジ状に拡大隆起していく．組織学的には，エオジン好性に赤く染まる方向性がでたらめの太い線維束がみられる．

痤瘡瘢痕の発生の要因

ニキビ痕が残りやすくなる原因は，①自分で皮疹をいじって機械的に刺激を与える行為，②髭剃り・剃毛時の二次感染などが関与していると考えられる．また，それ以外にもニキビでほぼ同じ程度の炎症を生じても，陥凹性の痤瘡瘢痕が残りやすい人（scarrer）と残りにくい人（non-scarrer）がいる．残りにくい人は早くから炎症反応を生じる

が，回復期には炎症が既に抑制されている．一方，瘢痕を残しやすい個体では炎症反応が遅れて始まり，回復期になっても炎症が残ったままである[4]．すなわち，③マトリックスメタロプロテアーゼ（MMP）-1，MMP-3，IL-8などが毛孔・毛嚢部の周囲に高発現する個体では，炎症の範囲や強さ，持続期間，反復回数などの程度が高くなるため，高頻度に瘢痕が生じるようになる．また，④基底膜の細胞外マトリックスを分解するMMPファミリーのゼラチナーゼ群（MMP-2および-9）は，毛包上皮と真皮間に存在する基底膜を破壊し，炎症性痤瘡の増悪時においてニキビ痕を形成する中心的な役割を担っていると推察されている．

D 痤瘡瘢痕の治療[1)2)]

前述のごとく，ニキビ痕の形成は，主に無治療や不適切な治療によりニキビを悪化させたことが原因となっている．どのようなタイプのニキビであれ，まず予防のための機会を逃さずに日本皮膚科学会の「尋常性痤瘡治療ガイドライン」[5)]にしたがった治療を開始することが最も大切である．初

期段階からアダパレンや過酸化ベンゾイル（ben-zoyl peroxide；BPO）などを用いて可能な限りのコントロールを行う．さらに炎症性となれば組織移行性が高く，白血球の遊走を抑えるミノマイシン，クラリスロマイシンなどの内服を行う．既に嚢腫を形成している場合には，レーザーなどで穴を開けて内部の異物を除去したり，ステロイド懸濁液の嚢腫内への注入も効果的である．

このように形成される以前に炎症を十分に抑制することが鉄則ではあるが，もしニキビ痕が残ってしまった場合にはどのように対処すべきであろうか？　その標準的な治療はいまだ確立されていないが，米国皮膚科学会（The American Academy of Dermatology；AAD）が web site 中の AcneNet 上で公開している acne scars の治療ガイドライン（http://skincarephysicians.com/）では陥凹性痤瘡瘢痕と肥厚性痤瘡瘢痕の形態に応じた治療の選択肢が示されているので[2)6)]，以下はこれに準じて概説していきたい．

1　陥凹性痤瘡瘢痕の治療[1)2)6)]

a）痤瘡瘢痕手術（acne scar surgery）

(1) デルマパンチ手術

デルマパンチを使って，瘢痕部を直接切り取る方法（punch excision），もしくはパンチ切除を使って，陥凹部の組織を挙上する方法（punch elevation），さらに正常部から陥凹部にパンチ植皮を行う方法（punch graft）などがある．

(2) 真皮切除術（subcision）

一般的には Nokor needle と呼ばれる小刀で，icepick scar や rolling scar などの陥凹部直下に存在する真皮内の線維化組織を局所麻酔下で切断して，瘢痕の陥凹を目立たなくさせる．

(3) 瘢痕修正手術（scar revisions）

陥凹部を手術的に除去する方法以外にも，Z 形成術や瘢痕拘縮形成術などの形成外科的手術により，ニキビ痕を目立たなく改善する．

(4) ダーマブレージョン（dermabrasion）

局所麻酔下で高速グラインダーなどを使用して，物理的に皮膚表面を削り取る（skin abrasion）．表皮母斑や刺青除去などの目的でも使用されるが，boxcar scar などの辺縁の目立つ部分を削って皮表を滑らかにして目立たなくすることが可能である．この操作自体でも瘢痕や色素沈着を形成しやすい欠点がある．

b）レーザー治療（laser treatment）

(1) レーザー皮膚アブレーション（laser skin abrasion）

主にコンピュータースキャナー付きの CO_2 レーザーを使用して皮膚の一部をごく薄く剝ぎ取り，表面を滑らかにすることで陳旧性となったニキビ痕の見た目を改善させることができる．

(2) フラクショナルレーザー療法（fractional laser skin resurfacing）[6)〜8)]

前述のレーザー皮膚アブレーションは，日本人では術後の発赤，腫脹，色素異常などの合併症の頻度が高く，一般的とはならなかった．しかしながら，2004 年にフラクショナルレーザーが開発される[7)]と全面照射でない分，上皮化が早く，合併症が少ないため使用できるようになった．深達性がある分，治療効果も高い（図2）．

フラクショナルレーザー器械は，一般的に第 1 世代（蒸散型）と第 2 世代（凝固型）に分けられている[8)]．レーザーの波長の特性で，表皮だけではなく，真皮をターゲットとして加熱，凝固，蒸散を行い，真皮の膠原線維や弾性線維を増生させて，内部よりハリを持たせて陥凹の程度を軽減することが可能であり，icepick scar などの細かいニキビ痕に対しても効果が高い．

第 1 世代のほうが，より効果の高い治療を施行できるが，発赤，腫脹，色素沈着などのダウンタイムや，色素脱出，瘢痕，細菌・ヘルペスウイルスの二次感染などの合併症のリスクも高くなるので，症例に応じて照射方法を使い分ける．

c）高周波療法（radio frequency；RF）

高周波療法でのフラクショナル照射（fractional RF）が可能な eMatrix™ が米国の Syneron 社より販売されている．フラクショナルレーザーとは異なり，表皮変性が少ないのが特徴であり，円錐状

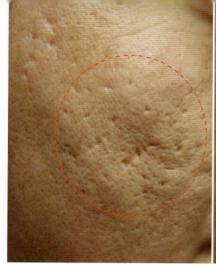 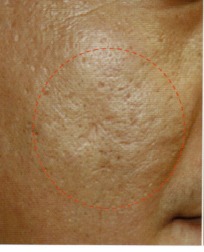 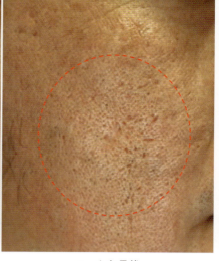

　　　a．照射前　　　　　　　　　　b．7日後　　　　　　　　　　c．1か月後

図 2．陥凹性のニキビ痕に対するフラクショナルレーザーの治療効果（Kimura U, et al：J Drugs Dermatol, 11：637-642，2012 を参照）

40 歳，男性．米国キュテラ社製のフラクショナルレーザー（Pearl Fractional™, 2790 nm Er：YSGG laser）を用いて頬部の陥凹性痤瘡瘢痕を治療した．フルエンス 120 mJ/spot，8％ coverage，density pattern #2 の設定で 1 回のみ照射したところ，1 か月後には臨床所見だけではなく，角層水分量，粘弾性などの皮膚生理機能にも明らかな改善が認められた．

に加熱するために真皮をより深層まで，より広範囲に加熱できる点で優れている．理論的には真皮上層までの熱変性を誘導できるため，ニキビ痕や開大毛孔の改善にも効果があるとされている[9]．

d）ケミカルピーリング（chemical peeling）

　Medium-depth のケミカルピーリングは表皮と真皮乳頭層の一部〜全部を剝離する深達レベルである．50〜70％グリコール酸，35〜100％トリクロロ酢酸（TCA）などを使用するが，真皮リモデリングを促進させてニキビ痕の陥凹や色素沈着の症状を改善する（図 3）[6]．

e）皮膚充填剤の局所注入（soft tissue augmentation）

　シワ治療に用いられる充填剤（filler）であるコラーゲンやヒアルロン酸，ハイドロキシアパタイトなどを瘢痕下に注入することにより陥凹部を膨らませて目立たなくする[6]．これらの充填剤は体内で分解されるために定期的に注入を繰り返す必要がある．

f）マイクロダーマブレージョン（microdermabrasion）

　薬剤を使わず，酸化アルミニウムの粉などを皮膚に吹きかけて，古い角層を削り取る一種のピーリングである．皮表を滑らかにすることでごく軽症のニキビ痕であれば見た目を一時的に改善させることができる．

g）外用剤

　トレチノイン酸の外用は，真皮においては線維芽細胞のコラーゲン，エラスチン産生の促進作用などがあり長期に使用することによって真皮は肥厚し，真皮レベルでも皮膚の創傷治癒を促進する働きを持っている．また，さらに activator protein（AP）-1 に結合して，matrix metalloproteinase（MMP）の産生を抑制することにより，痤瘡における炎症を抑制し，瘢痕形成を予防する効果もあると考えられている．

　その他のニキビ痕治療の外用剤としては，グリコール酸やビタミン C 配合のクリームなどもあり，角質剝離やコラーゲン産生の作用などがある．

2　肥厚性痤瘡瘢痕とケロイド痤瘡の治療[2,6]

a）ステロイド局注療法（intralesional steroids）

　瘢痕を平坦化させる目的で，ステロイド懸濁液の局注療法が行われる[2,5,6]．施術時に疼痛が強く，量を使い過ぎると毛細血管の拡張や皮膚萎縮が出現する可能性がある．

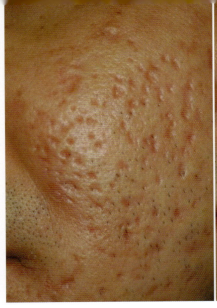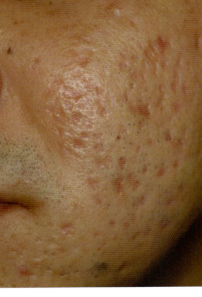

a|b

図 3.
100% TCA を用いた陥凹性のニキビ痕に対する治療効果
施術前(a)と施術10週間後(b)の写真を示す(東京大学形成外科の吉村浩太郎博士のご厚意による)．爪楊枝の先で凹みに薬液を入れるように外用するとフロスティングを生じて，その後は炎症，痂皮化して脱落する．(作製法については佐藤克二郎ら(http://www.cosmetic-medicine.jp/list/innai.pdf)を参照)

b) 外科的切除

皮膚の隆起部を切除し縫合を行う方法であるが，再発率も高い．

c) レーザー・光治療

パルスダイレーザーは，肥厚性瘢痕内の血管拡張を治療し，赤みを軽減させるほか，瘢痕形成の進行自体も抑制するといわれている[6]．

d) トラニスト内服

トラニストは肥満細胞からの各種ケミカルメディエーターの産生・遊離の抑制作用，線維芽細胞からのTGF-β1 産生・遊離およびコラーゲン合成の抑制作用などにより改善が期待できる[10]．

e) テープ治療

肥厚性瘢痕やケロイド痤瘡は絶えず力がかかる部位に形成されやすいため，圧迫により患部を安静に保つ目的で使用される．頻用されるものとして，ステロイド含有のテープ(ドレニゾンテープ®)やシリコンジェルシートなどがある．

f) その他の治療法

液体窒素療法(クライオ)なども肥厚性瘢痕の改善に適応される．

E まとめ

陥凹性のニキビ痕が残った場合の治療としては，CO_2レーザーによるレーザー皮膚アブレーションやTCAなどのケミカルピーリング(図3)を使用した削皮術などの工夫もなされてきたが，その施術後のダウンタイムや副作用などを考慮した場合，現在のところフラクショナルレーザーによる治療法(図2)[7][8]が最も実用的であり，改善効果も高い方法であると考えられる．

ニキビ痕は患者の日常生活における自信喪失やコンプレックスにもつながるため，その治療方法の確立は急務であるが，現在のところいずれの方法もエビデンスが不十分な状況にある．今後もフラクショナルレーザーやフラクショナルRFなどを含むニキビ痕に対する有効な新しい治療法の探索が求められている．

文献

1) 須賀 康：痤瘡瘢痕の分類と生じるメカニズム．皮膚科臨床アセット 8 変貌する痤瘡マネージメント，中山書店，東京，pp. 109-112, 2012.
2) 須賀 康：ニキビ瘢痕に対する海外での取り組み．皮膚科臨床アセット 8 変貌する痤瘡マネージメント，中山書店，東京，pp. 216-220, 2012.
3) Jacob CI, Dover JS, Kaminer MS：Acne scarring：a classification system and review of treatment options. *J Am Acad Dermatol*, **45**：109-117, 2001.
4) Holland DB, Jeremy AH, Roberts SG, et al：Inflammation in acne scarring：a comparison of the responses in lesions from patients prone and

not prone to scar. *Br J Dermatol*, **150**：72-81, 2004.
5) 林　伸和, 赤松浩彦, 岩月啓氏ほか：尋常性痤瘡治療ガイドライン．日皮会誌, **118**：1893-1923, 2008.
6) Rivera AE：Acne scarring：A review and current treatment modalities. *J Am Acad Dermatol*, **59**：659-676, 2008.
7) Manstein D, Herron GS, Sink RK, et al：Fractional photothermolysis：a new concept for cutaneous remodeling using microscopic patterns of thermal injury. *Lasers Surg Med*, **34**：426-438, 2004.
8) 須賀　康：フラクショナルレーザー療法の実際；その基礎と応用について．日レ医誌, **31**：65-71, 2010.
9) 上中智香子, 上出三起子, 奥平尚子ほか：陥凹性痤瘡瘢痕に対する Fractional RF 照射療法の組織学的検討．*Skin Surgery*, **22**(1)：44, 2013.
10) 黒川一郎, 西嶋攝子, 楠本健司：痤瘡およびその類症の治療：難治例を中心に．日本医事新報, **3970**：27-32, 2000.

《ニキビと診断できれば》

7 治療抵抗性のニキビへのアプローチ(2) 大人のニキビ

相澤 浩

◆ Key point ◆

1. 治療抵抗性の大人ニキビは高アンドロゲン血症を合併していることが多い．
2. 大人ニキビは多嚢胞性卵巣症候群（PCOS）と密接な関連があり，特に月経不順を合併している治療抵抗性の大人ニキビには高率にPCOSが合併している．その場合は産婦人科と密接な連携をとり，超音波診断などでPCOSを鑑別しなければならない．
3. 抗アンドロゲン治療にはスピロノラクトン経口投与が有効である．スピロノラクトンは低用量経口療法で治療効果が期待されるが，不正性器出血などの副作用が多いため内分泌学と婦人科学の知識に精通したうえで慎重に行うべきである．

A はじめに

ニキビは青春のシンボルともいわれ思春期に好発するとされたが，最近思春期後に発症する難治性大人ニキビが増加している（図1）．血中アンドロゲンが高値であることがその背景にある[1]．Gouldenら[2]によると大人ニキビには思春期に発症し25歳以上まで継続するpersistent acneと，25歳以上で初発するlate-onset acneの2型があり，persistent acneのほうが頻度が高い．そして82%が抗生物質に抵抗性であり，37%に高アンドロゲン血症を合併していると報告している．また，大人ニキビと高アンドロゲン血症を伴う多嚢胞性卵巣症候群（PCOS）などの卵巣疾患との関連を指摘した論文がある．Bunkerら[3]は82例の大人ニキビ患者に超音波断層検査を施行し，83%にPCOSを認め，Pesericoら[4]も月経不順や肥満，多毛症を伴わない119例の大人ニキビの45%に

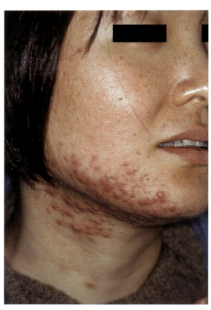

図1. 治療抵抗性の大人ニキビの臨床像

表 1. 多嚢胞性卵巣症候群の新診断基準
(文献5；日本産科婦人科学会 生殖・内分泌委員会：日産婦会誌，59：868-886, 2007 より)

以下の1〜3のすべてを満たす場合を多嚢胞性卵巣症候群とする
1. 月経異常 2. 多嚢胞卵巣 3. 血中男性ホルモン高値 　　または 　　LH基礎値高値かつFSH基礎値正常
注1) 月経異常は，無月経，稀発月経，無排卵周期症のいずれかとする．
注2) 多嚢胞性卵巣は，超音波断層検査で両側卵巣に多数の小卵胞がみられ，少なくとも一方の卵巣で2〜9mmの小卵胞が10個以上存在するものとする．
注3) 内分泌検査は，排卵誘発薬や女性ホルモン薬を投与していない時期に，1cm以上の卵胞が存在しないことを確認のうえで行う．また，月経または消退出血から10日目までの時期は高LHの検出率が低いことに留意する．
注4) 男性ホルモン高値は，テストステロン，遊離テストステロンまたはアンドロステンジオンのいずれかを用い，各測定系の正常範囲上限を超えるものとする．
注5) LH高値の判定は，スパック-Sによる測定の場合はLH≧7 mIU/ml（正常女性の平均値＋1×標準偏差）かつLH≧FSHとし，肥満例（BMI≧25）ではLH≧FSHのみでも可とする． その他の測定系による場合は，スパック-Sとの相関を考慮して判定する．
注6) クッシング症候群，副腎酵素異常，体重減少性無月経の回復期など，本症候群と類似の病態を示すものは除外する．

表 2. PCOSにおける内分泌異常の出現率

	Rotterdam 2003 ($n=144$)	日産婦 2007 ($n=99$)
総テストステロン高値	32.6% (46/141)	38.1% (37/97)
遊離テストステロン高値	46.6% (61/131)	48.9% (43/88)
アンドロステンジオン高値	31.9% (43/135)	39.1% (36/92)
いずれかのアンドロゲン高値	59.7% (86/144)	64.6% (64/99)
インスリン抵抗性	34.0% (49/144)	31.3% (31/99)

PCOSの所見を認めたと報告している．従って，治療抵抗性の大人ニキビ患者においては多毛，月経異常，不妊，男性化脱毛などの男性化症状の有無など病歴の聴取と身体所見の検査を把握しなくてはならない．PCOSの皮膚症状として大人ニキビが発症しているか，鑑別することが重要である．

B PCOSとは

　PCOSはStein-Leventhalにより両側卵巣の多嚢胞性腫大と肥満，男性化を伴う月経異常として報告されたが，その後，卵巣の多嚢胞性腫大，排卵障害，高アンドロゲン状態をきたす症候群として扱われるようになった．PCOSは生殖年齢女性の5〜8%に発症し月経異常や不妊の主要な原因の一つである．

　本邦では1993年に日本産科婦人科学会がPCOSの診断基準を設定し，その後，欧米のPCOS診断基準との整合性を考えて2007年に新しい診断基準が作成された[5]（表1）．我が国の診断基準は月経異常，卵巣の多発する囊胞性病変，黄体形成ホルモン（LH）基礎値が高値または高アンドロゲン血症，の3つの必須項目を満たすことがPCOSの診断に必要である．欧米では2003年のロッテルダム会議において，PCOSの診断基準の改訂により月経異常，卵巣の囊胞性変化，高アンドロゲン血症または男性化兆候の3項目のうち2項目以上を満たせばPCOSと診断されるようになった．本邦の診断基準によるPCOSと欧米の診断基準とはスペクトルが異なり，比較する際は注意が必要である．日本産科婦人科学会がアンケート調査した1028例の血中アンドロゲンデータによると総テストステロン(T)は14%，フリーテストステロン(FT)は65%，アンドロステンジオン($\triangle_4$-A)は67%と高率にアンドロゲンの異常が認められた．また，馬場らの報告[6]でも，ロッテルダム2003年基準を満たす群144例と2007年日本産婦人科学会基準を満たす群99例では，両群とも60%と高率に高アンドロゲン血症の合併がある（表2）．

1　男性化兆候である月経異常を伴った大人ニキビの内分泌環境[7]（図2）

対象は月経周期異常を伴った大人ニキビ13例

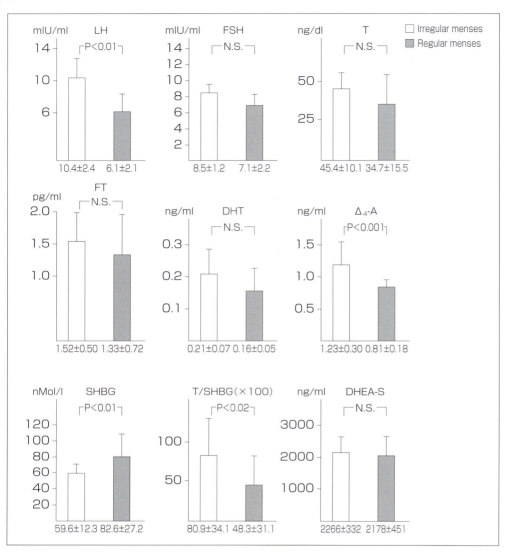

図 2. ホルモンデータ

と月経周期異常のない大人ニキビ11例である．採血は卵胞期中期に施行した．

卵胞刺激ホルモン（FSH）基礎値は月経正常群，不順群とも有意差はなかったが，LH基礎値は月経不順群では月経正常群に比し有意ある高値を認めた．T, FT, dihydrotestosterone（DHT）は月経正常群に比し月経不順群は高値を示したが，有意差は認めなかった．月経不順群の$\triangle_4$-Aは月経正常群に比べ有意ある高値を示した．また，LH-RHテストにおいて月経正常群ではLH, FSHとも反応に異常は認めなかったが，月経不順群においてはFSHの反応は正常であったが，LHは6例中5例に反応の亢進を認めた．月経不順群において超音波検査を施行できた5例中3例に両側卵巣内に多数の囊腫様変化を認めた．月経不順群では$\triangle_4$-Aも月経周期正常群に比し有意に上昇しており，その上昇は極めて特徴的である．$\triangle_4$-Aは卵巣における最大の産生アンドロゲンであるため，このことは卵巣でのアンドロゲン亢進を示唆しているものといえる．PCOSの内分泌学的検査ではLH基礎値は高値でFSH基礎値は正常であり，卵巣性アンドロゲン過剰を反映し血中Tや$\triangle_4$-Aの高値を認めることが多い．つまり，月経異常を伴う大人ニキビではPCOSとの密接な関連が示唆される．よって月経不順を伴った難治性の大人ニキビ患者は，超音波断層検査を含めた婦人科的診察も考慮する必要がある．

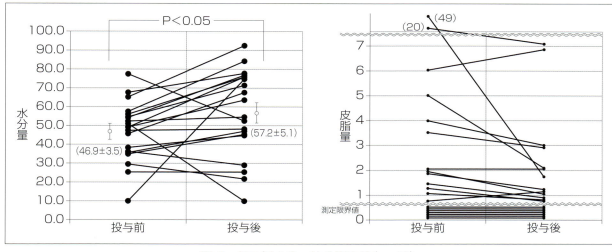

図 3. 頬外側水分, 油分測定値(n＝20)

C ホルモン治療

治療抵抗性には背景に高アンドロゲン血症が存在していることが多い.

抗アンドロゲン作用を有するスピロノラクトンによるニキビの治療について紹介する. アルドステロン拮抗薬のスピロノラクトンは高血圧の薬として古くから使用され, アンドロゲンレセプターと親和性が高く, 優れた抗アンドロゲン効果を有する.

本邦ではニキビ治療の保険適応はなく, アメリカでもニキビ治療薬として承認されていないが, スピロノラクトン治療はニキビに高い奏効率を示している.

1 高用量スピロノラクトン治療例

1日スピロノラクトン 200 mg およびプラセボを3か月経口投与した二重盲検クロスオーバー試験[8]では, 試験前後のプラセボ群の皮疹の平均数は変化なかったが, スピロノラクトン群では平均個数は 37.8 個から 12.9 個と有意に減少した.

炎症性皮疹数の改善率もスピロノラクトン群では 75%, プラセボ群では 20% とスピロノラクトン群で有意に上昇した.

本邦では佐藤ら[9]が 139 例にスピロノラクトン 1回 100 mg を1日2回投与して, 4週間ごとに 50 mg ずつ減量し, トータル 20 週間の経口投与試験を行い, 53% が著効, 47% が有効であった. しかし, 女性患者 116 例中 52 例が月経不順などで脱落し, 治療を終了した患者のほとんどが月経不順になった.

2 低用量スピロノラクトン治療例

Show ら[10]はスピロノラクトン 1日 50〜100 mg を 24 か月間経口投与し, 33% にニキビが消失, 33% に 50% 以上の改善率, 27% に部分改善を認めている. 副作用は月経不順 14 例, 中枢神経症状 13 例, 乳房圧痛 4 例, 頻尿 2 例であった.

我々は 1 日 50 mg の低用量スピロノラクトンを 28 例の大人ニキビ患者に経口投与し, 3 か月後に 20 例中約 70% の有効例を認めた. 脱落例が 8 例あり, 不正性器出血, 倦怠感, 月経不順などが理由であった. 3か月間内服した 20 例中, 副作用として月経不順や不正性器出血は 10 例, 頻尿が 5 例, 頭痛が 3 例, 倦怠感が 3 例にみられた. 頬部外側の皮膚水分量, 皮脂量を投与前後で corneometer CM825 と sebumeter SM815 を用いて測定した. 投与前後で皮脂量に変化はなかったが, 皮膚水分量の有意ある上昇(対応ある t 検定, $p<0.05$)を認めた(図 3). 男性ホルモンはラットの動物実験で, 皮膚のバリア機能を遅延させる作用があると報告された[11]. ニキビ患者では角質水分量の低下, セラミド減少によるバリア機能の低下が指摘されている[12].

頬部外側での角質水分量の増加は, スピロノラ

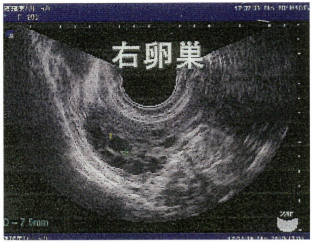

図 4.
卵巣に多数の小囊胞を認める．

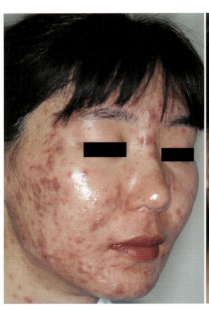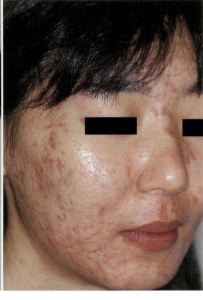

図 5.
a：投与前
b：投与後 3 か月

クトンの抗アンドロゲン作用による可能性がある．

　スピロノラクトン治療は月経不順の副作用が高率に生じるが，低用量治療では副作用が減少するといわれている．しかし，スピロノラクトン低用量投与においても不正性器出血や月経不順などの副作用が高頻度にみられるため，慎重に症例を選択し，十分なインフォームドコンセントをしてから行うべきである．

　また，ホルモン治療の際には副作用や適応を熟知し，婦人科領域の十分な知識の研鑽が必要である．

　以下に症例を提示する．

　症　例：28 歳，女性．
25 歳よりニキビが頻発し，ビタミン剤やミノサイクリンの内服治療をしたが無効であった．

　初診時に多発する炎症性丘疹と硬結を認め，月経不順もあるため婦人科に超音波エコー検査を依頼した．図 4 のごとく卵巣に多数の小囊胞と内分泌検査で高アンドロゲン血症を認め，PCOS と診断した．スピロノラクトン 1 日 50 mg の経口投与とダラシンゲルの外用にて，3 か月後には，ニキビの皮疹は軽快した（図 5）．

文　献

1) Aizawa H, Niimura M：Adrenal androgens abnormalities in late onset and persistent acne. *Arch Dermatol Res*, **284**：451-455, 1993.

2) Goulden V, Clark SM, Cunliffe WJ : Postadolescent acne : a review of clinical features. *Br J Dermatol*, **136** : 66-70, 1997.
3) Bunker CB, Newton JA, Kilborn J, et al : Most women with acne have polycystic ovaries. *Br J Dermatol*, **121** : 675-680, 1989.
4) Peserico A, Angeloni G, Bertoli P : Preavalence of polycystic ovaries in women with acne. *Arch Dermatol Res*, **281** : 502-503, 1989.
5) 生殖・内分泌委員会報告 本邦における多嚢胞性卵巣症候群の新しい診断基準の設定に関する小委員会報告. 日産婦会誌, **59** : 868-886, 2007.
6) 馬場 剛, 遠藤俊明, 池田桂子ほか：PCOSの病態におけるアンドロゲン過剰の意義. 産と婦, **7** : 819-823, 2014.
7) 相澤 浩, 新村眞人：月経異常を伴った女性痤瘡患者の血中ホルモン動態について. 皮膚, **38** : 31-36, 1996.
8) Muhlemann MF, Carter GD, Cream JJ, et al : Oral spironolactone : an effective treatment for acne vulgaris in women. *Br J Dermatol*, **115** : 227-232, 1986.
9) 佐藤克二郎, 吉村浩太郎：ホルモン療法. *MB Derma*, **100** : 42-47, 2005.
10) Show JC, Illinois C : Low-dose adjunctive spironolactone in the treatment of acne in women : a retrospective analysis of 85 consecutively treated patients. *J Am Acad Dermatol*, **43** : 498-502, 2000.
11) Hanley K, Rassner U, Jlang Y, et al : Hormonal basis for the gender difference in epidermal barrier formation in the fetal rat. *J Clin Invest*, **97** : 2576-2584, 1996.
12) 山本綾子：尋常性痤瘡発症病理について. 日皮会誌, **104** : 1678-1680, 1994.

《ニキビと診断できれば》

8 患者への説明

1）化粧品をどう使う？
　（スキンケアからメイクアップまで）

白髭由恵

◆ Key point ◆

2008年の日本皮膚科学会の痤瘡治療ガイドラインでは，ニキビ患者にQOL改善を目的とした化粧（メイクアップ）指導を行うことが選択肢の一つとして推奨されている．化粧にはスキンケアとメイクアップがあるが，ニキビ患者への化粧指導はスキンケアからメイクアップまで一連として行う必要がある．そのポイントを示す．
1. 患者が日常行っている洗顔などのスキンケア方法を確認する．
2. ニキビ治療に応じたスキンケア製品の選択をする．
3. 洗顔，保湿，紫外線対策のスキンケア方法について見直し，正しいスキンケア方法を指導する．
4. メイクアップでは，ベースメイクからポイントメイクについて指導し，その有効性を説明する．

A はじめに

ニキビの患者層は思春期から成人まで幅広く，患者数は多いものの，ニキビは自然軽快することも多いため，疾患としてではなく，思春期ニキビでは青春のシンボルといわれるように生理的変化としてとらえられる傾向にある．そのため，積極的に医療機関を受診して治療をする人は少ない．一方で，ニキビは主に顔面に発症するために患者の精神的負担は大きく，テレビや雑誌，インターネットなどのマスメディアからの情報も多く，これらの情報などからの患者自身による自己流の治療やスキンケア，化粧を行っていることが少なくない．

また，いわゆる大人の女性のニキビでは，化粧が身だしなみの一つと考えられるためニキビ治療中に化粧を必要以上に制限することは，逆に患者の精神的負担を大きくすることも考えられる．患者が治療を前向きに受け入れ，継続させるには治療方法のみではなく，適切なニキビのスキンケアや治療を妨げないメイクアップ方法を積極的に指導するなどのアプローチが日常診療の場では有用と考えられる．

本項ではニキビ治療におけるスキンケアの重要性と化粧の効果，その具体的な指導方法について紹介したい．

B ニキビ患者へのスキンケア

1 スキンケアの必要性

ニキビの悪化に間違ったスキンケアが原因の一つであることがあり，適切なスキンケアの指導はニキビを軽快させ，治療効果を上げることもできるため，長期の薬剤使用に対する患者負担を軽減することにつながるかもしれない（図1）．そのため，スキンケアはニキビ治療にあたり，重要項目

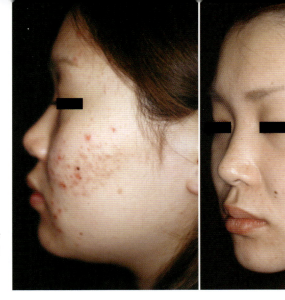

図 1.
臨床像(中等症)
　a：治療・指導前
　b：標準的内服，外用(アダパレン承認前)治療とスキンケア指導1か月後

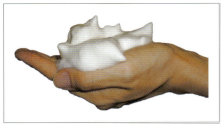
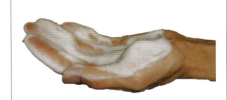
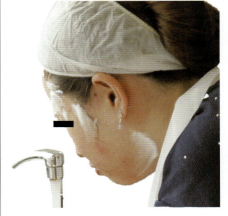

図 2.
不適切な洗顔
　a：よく泡立てた状態
　b：泡立て不十分な状態
　c：髪の生え際，顎の部分に洗い残しがある．

の一つであり，個々の患者のニキビの重症度，肌質(スキンタイプ)に合った治療法やスキンケア製品の選択，指導が必要になってくる．

2　ニキビ患者が誤りやすいスキンケア方法

　間違ったスキンケアの方法として，洗顔時にこするように洗う，洗顔料の泡立て不足(図 2-b)，1日に2回以上の洗顔を行う，洗顔料の洗い残しがある(図 2-c)，すすぎ湯の温度が高い，クレンジング料の使用量が少ない，なじませ不足がある，また，化粧をしたままの就寝，冬季の保湿不足などが挙げられる．

3　実際のスキンケア指導

a）化粧品の選択

　臨床試験などで安全性が確立されているニキビ用化粧品を選択することが望ましい．すなわち，面皰を誘発しにくい(ノンコメドジェニックと明記してある化粧品)，皮膚に刺激がない，また洗浄剤で容易に除去できること(ウォータープルーフ製品は避ける)の3点を満たしたものが望ましいと考えられる．近年，ニキビ用スキンケア製品は皮膚生理機能面，患者QOLの面における有用性を持つ製品が多く，患者にも勧めやすい[1]．

　アダパレンゲルなどの皮膚に刺激を伴う治療を行う場合には，グリコール酸などのAHA(α-ヒドロキシ酸)，サリチル酸などのBHA(β-ヒドロキシ酸)，アゼライン酸などが含有されるスキンケア製品は，皮膚への刺激感が増す可能性があるために使用を避けるよう注意が必要である．

b) スキンケア方法

(1) 洗顔＜クレンジング＞

　通常，メイクアップをした際には，1日1回のダブル洗顔（クレンジング料と洗顔料を用いて洗うこと）を基本とする．クレンジング剤の基剤にはオイルやクリーム，ジェルなどさまざまなものがある．ニキビ患者に対してオイルクレンジングは否定的な見解もあるが，現時点ではニキビの増悪を認めないとするデータ[2]もあることから，筆者はクレンジング剤は患者の好みのものを選択している．むしろ重要なことは落とし方である．

【指導のポイント】

- アイメイクと口紅は必ずポイントメイク落とし（ポイントメイクアップリムーバー）をクレンジングと別に使用する．
- ポイントメイクアップリムーバーをコットンにたっぷり含ませ，アイメイク（特にマスカラ），口紅になじむまで待ち，こすらないように優しく拭き落とす．目元はコットンを横方向に動かすのではなく，目元から睫毛の毛先に向かって垂直方向に拭き落とす．
- 十分量のクレンジング剤を用い，手のひら全体でなじませるように塗り広げ，なじんだらすぐに落とす．
- 洗い流し落とせるタイプを使用する．

(2) 洗顔＜洗顔料＞

　肌に残ったクレンジング剤や汗および過剰な皮脂や角質などを取り除くための洗浄剤である．

【指導のポイント】

- 1日2回の洗顔を行う．
- 皮疹を刺激しないよう，肌を傷つけないために必ず洗顔料はよく泡立てて，たっぷりの泡で洗う．なお，市販の泡立てネットや泡ポンプ式の洗顔料の使用もよい．
- 髪の生え際や顎の部分に洗顔料が残ることで皮疹が生じやすくなることもあるため，洗顔料をすすぐときには生え際や顎も含めて丁寧に洗い落とす．
- 皮膚の乾燥を引き起こさないように，すすぐ水はあまり熱いお湯ではなく，ぬるま湯（35℃程度）を使用する．特に，冬季には熱い湯（洗髪時に洗顔している場合）で洗顔している場合があり，皮膚乾燥状態を伴うときには注意が必要である．

(3) 保湿（化粧水，美容液，乳液など）

　洗顔後は皮膚から水分が蒸散しやすい状態にあるため水分補給，保湿を目的に使用する．角質のバリア機能は面皰形成との関連性が指摘されており[3]，乾燥を防ぐため水分や油分のモイスチャーバランスを維持し，角層の健全なバリア機能を保つことがニキビ治療においても重要である．

【指導のポイント】

- 洗顔後できるだけ早く保湿する．
- 適量の化粧水をコットン，もしくはきれいな手でこすらないように使用する．機械的刺激になるような叩き込む塗布方法は避け，軽く押さえ込むように塗布する．
- 美容液や乳液などは手のひらで頬部などを包み込むようにしてなじませる．
- ニキビ治療外用薬を使用する場合，化粧水の後に外用する．

　また，アダパレン外用やケミカルピーリングなどの面皰治療では乾燥や刺激感が副作用として認められるが，その軽減と治療の継続のためにも保湿が重要とされている．アダパレン治療時には医薬品保湿剤ではなく，化粧用保湿剤を併用しても刺激感，乾燥感を軽減する効果がある[4]．その際には，ニキビ用化粧品（特に化粧水などの保湿剤ではAHAなどが含有されている可能性があるため）より敏感肌用化粧用保湿剤が望ましいと考えられる．

(4) サンスクリーン剤

　治療でアダパレンやケミカルピーリングを併用する場合も少なくないため，紫外線による色素沈着を防ぐ意味からも化粧下地としての使用を勧めている．ウォータープルーフタイプはときにニキビを悪化させることもあるため，注意が必要である．日常使用ではSPF 20～30のものでよい．

(5) 洗髪・髪型

　両頬部のみならず背部や胸部，頸部のニキビには髪自体の機械的な摩擦のほかヘアスタイリング

剤がフェイスラインを刺激していることも多い．また，シャンプー剤やリンス剤の洗い残しが原因のこともある．

少なくとも自宅ではヘアバンドなどでできるだけ髪をまとめ，毛先が触れないような髪型やニキビを目立たなくする髪型を指導する[5]．

C ニキビ患者へのメイクアップ

1 メイクアップの役割

ニキビ患者におけるメイクアップ行動の傾向として，一つにメイクアップで皮疹を隠す，もう一つは皮疹の増悪を恐れてメイクアップをしない，の二つに大別されると考えられる．このような患者のメイクアップに対する意識を把握したうえで，治療の妨げにならない化粧指導を積極的に行うことは，皮膚科的治療を前向きに受け入れ，継続させるなど患者の心理面への配慮からも有用と考えられる[6)7]．

また，ニキビ患者は病変部を指などで掻破していることが多いが，きちんとメイクアップをしているとかえってメイクアップを崩そうとしなくなり，掻破によるニキビの悪化を抑制する効果もある．

2 ニキビ患者が誤りやすい化粧行動

ニキビ患者が誤りやすいメイクアップ方法には，コンシーラー(部分用ファンデーション)を広範囲に厚く塗る，スポンジでこするようにファンデーションを塗る，化粧筆やスポンジなどのメイクアップ道具が清潔に保たれていない，などが挙げられる．

3 実際のメイクアップ指導

メイクアップはベースメイク(化粧下地やファンデーション，おしろいなどでシミなどの色調的な欠点やシワや毛穴などの形態的な欠点を目立たなくする方法)と，ポイントメイク(目元や唇などの色彩を強調する，または光沢を増したりすることで，顔面に立体感をつける方法)に分別される．

a) ベースメイク

(1) 化粧下地

化粧下地は化粧崩れが起きにくくなる効果がある．ニキビの皮疹をこすらないよう薄く均一に顔全体に延ばす．皮疹や瘢痕が広範囲で赤みが気になる場合には黄色のコントロールカラーを用いる．

(2) ファンデーション

ファンデーションはニキビや瘢痕の赤みや色素沈着を目立ちにくくし，紫外線防御効果も期待できる．剤型としてはリキッドファンデーションよりも油分の配合の少ないパウダーファンデーションのほうが毛包を閉塞しにくいため望ましいと思われる．赤みが気になる場合，コンシーラーを綿棒や平筆でポイント状につける．

(3) フェイスパウダー(おしろい)

フェイスパウダーはベースメイクの総仕上げで，ファンデーションの後につけて光沢を調節して汗や皮脂を吸収し，メイク崩れを防止して化粧持ちを高める役割がある．ニキビ患者にとっては顔全体が明るくなり，瘢痕，赤みを目立たなくさせる効果が期待できる．ファンデーションの後に顔全体にフェイスパウダーを軽くはたくようにつける．ハケや毛足の長いパフを使うのもよい．

b) ポイントメイク

ニキビのできにくい口唇や上眼瞼には，リップやアイメイクなどのポイントメイクの使用を推奨する．患者自身が自ら好みの色を選択できることなどから患者が化粧を楽しむことが可能となる．また，ニキビ患者においてはポイントメイクを行うことで他人からの視線が眼囲や口唇に集まるため，皮疹から視線をそらす効果がある(図3)．

実際に皮膚科医師の指導の下，スキンケアからメイクアップまでの一連の化粧指導は，ニキビの標準的治療に悪影響を及ぼさず女性ニキビ患者のQOLの向上，特に心理面において有用ではないかと考えられる[7]．

D おわりに

患者が皮膚科医に対し期待する治療以外の医療サービスはますます多様化していくと考えられ

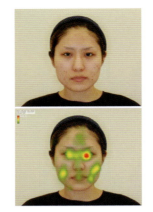 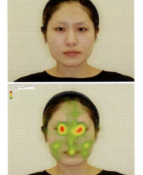 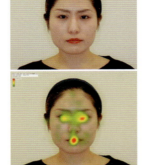 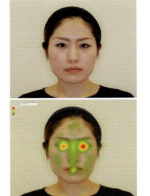

素顔　　　ベースメイク　　　ベースメイク＋口紅　　　ベースメイク＋アイメイク

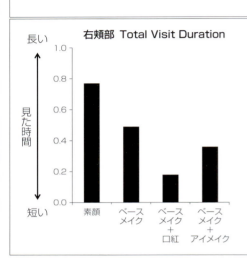 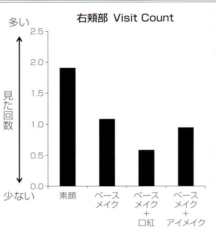

図3．
ポイントメイクの効果
（提供：常盤薬品工業株式会社）
a：アイカメラを用いたアイトラッキング調査では対象物への視線の動きを調べた（赤＞黄＞緑の順で見た時間，回数が増加する）．
b：ポイントメイク（アイメイクや口紅）を行うことで皮疹への視線をそらすことができる．

る．ニキビ治療においてもスキンケアからメイクアップまで治療と並行して，患者自身で実行できる化粧方法について積極的に相談を受け，皮膚科医自身から適確に指導することも必要となるであろう．

開示すべき利益相反（COI）関係にある企業・法人組織や営利を目的とした団体などはない．

文　献

1) 窪田泰夫，松岡由恵，中井浩三ほか：成人女性痤瘡患者を対象としたスキンケア製品の使用経験と皮膚生理機能および患者QOLに及ぼす影響．西日皮膚，**70**(4)：429-435，2008．
2) 川島　眞，根本　治，森川玲子ほか：尋常性痤瘡を対象としたクレンジングオイルの使用試験．臨皮，**61**(8)：654-659，2007．
3) Yamamoto A, Takenouchi K, Ito M：Impaired water barrier function in acne vulgaris. *Arch Dermatol Res*, **287**：214-218, 1995.
4) Munehiro A, Murakami Y, Shirahige Y, et al：Combination effects of cosmetic moisturisers in the topical treatment of acne vulgaris. *J Dermatolog Treat*, **23**(3)：172-176, 2012.
5) 上田由紀子：ニキビが治るまでのヘアスタイル．皮膚科外来診療スーパーガイド（上田由紀子，畑三恵子編），中山書店，東京，pp.190-191，2010．
6) Hayashi N, Imori M, Yanagisawa M, et al：Makeup improves the quality of life of acne patients without aggravating acne eruptions during treatments. *Eur J Dermatol*, **15**：284-287, 2005.
7) Matsuoka Y, Nakai K, Yoneda K, et al：Effects of skin care and makeup under instructions from dermatologists on the quality of life of female patients with acne vulgaris. *J Dermatol*, **33**：745-752, 2006.

《ニキビと診断できれば》

8 患者への説明

2）ニキビの悪化因子は？
（食事，睡眠，メンタル面，搔破行動，自己治療など）

小林美咲

◆ Key point ◆

1. ニキビに対して特定の食物や糖質の制限は必要ではなく，バランスのよい食事が望ましい．
2. ニキビの指導にはその発生部位に直接作用している物理・化学的刺激を考慮して生活習慣を是正することが重要である．
3. ニキビはストレスにより発症，悪化するが，その過程には習慣的な搔破行動が関与している．
4. ニキビを完治させるには搔破行動を絶つとともにストレスに対するメンタル面のケアが欠かせない．

A はじめに

ニキビは青春のシンボルなどといわれているが，実際に外来で診るニキビ患者は約7割が成人で，その半数は成人後の発症である．30歳以上の発症もある．患者の7割は女性でその大半は軽症～中等症であるが，何年も軽快再発を繰り返すことに悩んで来院する例も少なくない．ニキビは脂腺性毛包に生じることから，その発症悪化因子として皮脂分泌亢進が第一に挙げられることが多いが，ニキビの好発部位は必ずしも脂漏部位に一致していない．また，患者の肌質は必ずしも脂性肌とは限らない．普通肌や乾燥肌でも罹患率は8割前後と高いことが報告されている[1]．ニキビの好発部位は思春期には額が多いが，年齢とともに頰や顎に多くみられるようになる．ニキビの発症は毛包漏斗部の異常角化により毛包が閉塞することで始まる．角化亢進の原因については諸説あるが，近年，面皰形成に先立って既に毛包周囲に炎症が認められることが報告され，角層のバリア障害により分泌される前炎症性サイトカインであるインターロイキン-1α（IL-1α）の関与が注目されている[2]．角層のバリア障害は搔破などの直接的刺激により容易に生じる．また，ニキビの悪化因子としてストレスが関与することは古くから指摘されているが，林らの調査でも，睡眠不足，ストレス，間食，皮膚を触ること，不規則な食事などが悪化因子として挙げられている[1]．女性では月経前に悪化するという患者も多い．筆者は以前よりストレスが関与する搔破行動が痤瘡の重要な発症悪化因子であることを報告してきた[3]．これらの知見に基づいて患者指導について述べたい．

B 食事について

従来，皮脂の主成分である中性脂肪が分解されて遊離脂肪酸を生じ面皰形成を惹起すると考えられてきた．中性脂肪は血中グルコースより合成されるため，糖分の多い食物は皮脂分泌を増加させると考えられ，甘いものやチョコレートを控えるように指導されることが多い．しかし，チョコレー

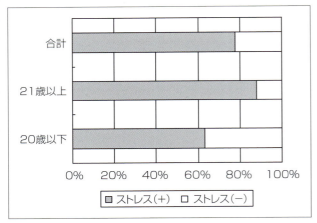

図 1. 痤瘡とストレス：daily hassles（文献3より）

トがニキビを悪化させることは否定する報告があり[4]．血糖とニキビの関連も証明されていない．近年，食後血糖の上昇が糖尿病や肥満の食事指導において重要視されるようになり，炭水化物摂取後の血糖値上昇の程度を数値化したグリセミック指数（GL）が注目されている[5]．Smithらは男性ニキビ患者54人に高タンパク，低GL食単盲検無作為比較試験を行い，高タンパク低GL食群で有意に痤瘡が軽快したと報告している[6]．いずれにしても，特にこの食物を禁止するとか推奨するというほどではない．いたずらに糖質制限などはせずにバランスのよい食事をするよう指導することが望ましい．喫煙については喫煙者では痤瘡の発症も重症度も有意に高いという報告がある[7]．

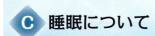

C 睡眠について

睡眠不足を患者が悪化因子として挙げることは多いが，睡眠と痤瘡の関係については解明されていない．生活上のストレスが増えれば生活リズムは乱れがちになり，ゆっくり寝られず食事も不規則となりスナック菓子などの間食も増えることになる．従ってこれらは次に述べるストレスの影響に包括されると思われる．

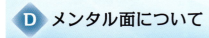

D メンタル面について

ストレスと痤瘡の関係は古くから指摘されてきた．筆者の経験[8]でも患者の約3割が受験や就職，結婚などの生活上の変化（life event）をきっかけに発症したことを自覚している．また，約8割の患者が日常的なストレス（daily hassles）の増大に伴ってニキビが発症または悪化したと認めている．年齢が高いほどストレスの影響を意識していることが多い（図1）．ストレスの内容としては20歳未満では学業，成人では仕事関連がやはり大きい．従ってストレスに対する指導はニキビを治療するうえで重要な課題であるといえよう．一般にストレスは避けられないものと思われがちである．しかし，同じような状況におかれても，個々人の考え方や対処によりストレスは大きくも小さくもなる．端的に言えばストレスとは危機を認知して交感神経緊張状態になることである（図2）．危機を脱するために呼吸数や心拍数を上げ闘争や逃走などに備えるのであるが，現代社会における心理社会的ストレスに対しては，このような身体反応は状況の解決の助けにはならない．危機的状況が解決されずに緊張が続くと生体の恒常性が乱れてさまざまな病態を招くことになる．どのような状況を危機と感じるかは個人によって異なる．すなわちストレスには「認知」と「緊張」と「解決する能力」の3つの問題がある．この3つのポイントを踏まえて，患者自身がストレスのメカニズムを理解して当面の問題に向き合い解決できるように指導する．

1 緊張を緩和する

緊張のメカニズムを説明し，身体のパニック症状は決して異常ではないが不要であることを理解させ安心させる．そのうえで，呼吸によるリラックス法を教える．緊張を感じたらやや上を向きゆっくり長く息を吐き，吐き終わったら口を閉じ頭の中で「1, 2, 3」と数える．これを2回繰り返す．簡便で確実なリラックス効果がある．緊張が非常に強く不眠があるような場合には精神安定剤や入眠剤を処方してもよい．しかし，このような薬物治療はストレスに向き合い解決を志向する余裕を作るために使用するべきで，併せてメンタル面の

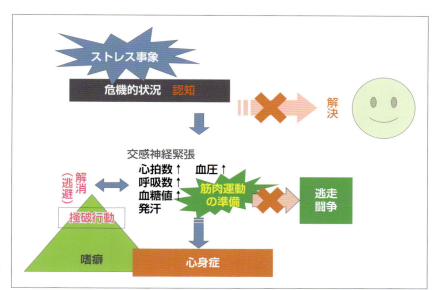

図 2. ストレスと心身症

指導を行うことは欠かせない.

2 頑張りを受容する

患者は完璧主義的で負けず嫌いな頑張り屋が多く,「ストレスに負けるのは恥」というように否定的にとらえる傾向がある. その心情をくみ取り頑張りを評価して支持的に話すことが重要である.「みんな大変なんだし別に大したことはありません」などと明るく振る舞っていても, 内心は自分を責めて思い詰めていたりする. そこでまず「頑張っているんですね」と受容し,「でもちょっと疲れていませんか」と心の状態に目を向けるように促す.「疲れている」という言葉は抵抗なく届き, 心情を率直に語るきっかけになることが多い. 患者のつらさをくみ取り少しでも楽になれるように考える手助けをするという, 患者に寄り添う姿勢が望ましい.

3 こだわりととらわれを見直す

理想が高く「絶対〜ねばならぬ」というような「こだわり」や「とらわれ」が強いと, 容易に危機感を感じ緊張しやすい. また,「全か無か」という硬直した考え方では,「やるかやめるか」の選択しか見えなくなる.「ちょっと強くあろうとしすぎているかもしれませんね」と問いかけ, 不必要に高い目標に縛られ, 周りと比べては一喜一憂しているような完璧主義的で競合的な考え方に気づくように促す.「絶対」という言葉が癖になっていないか問いかけ,「とりあえず」「できれば」「なるべく」「少しずつ」「〜ならいいな」などの言葉で言い換えてみるように勧める. 実際に口に出して言ってみることが,「黒か白か」のとらわれから抜けて, ピンクも黄色もある現実に目を向けるきっかけになる.

4 問題の解決を援助する

まず, どんなことで今困っているのか, と問いかけてみる. 最初は,「どうしようもないです」とか「まあ, よくある人間関係で」などと漠然と語り始めるが遮らず共感的に聴きながら,「例えばどんなことが一番困るのか」「実質的に業務の妨げになっていることは何か」などと具体的な問題点に焦点を向けていくように促す. そして,「当面最もなんとかしたいことは何か」「とりあえずどうなったらいいのか」と順次考えるように促す. さらに「そのために何ができるか」「また相談できる人はだれか」と今できる行動を考え実行してみるように支持する. 試験に例をとってみれば, だれにも頼らずにいつも上位でなくてはならないと思えばストレスは耐えがたく大きい. しかし, 勉学は闘いではなく学力が身につけばよいのである. 不得手なことや弱点はだれにもあり恥ではない. 人が独りでできることには限界がある. 苦手科目の勉強法を先生に相談したり, 分からないことを友人と教え合ったり援助や協力を求めることは便利で

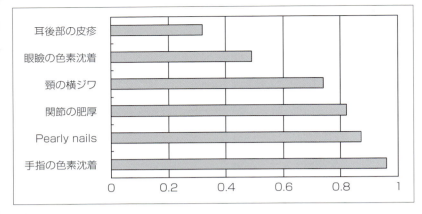

図 3.
診断的所見と頻度
（文献 3 より）

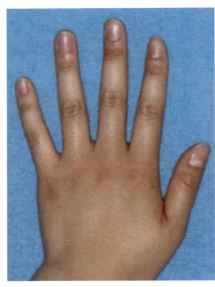

Ⅱ～Ⅴ指
　滑らかに光る pearly nail
　爪廓，関節背部の色素沈着と肥厚

搔破行動に使われない
　Ⅰ指には変化がない

図 4.
搔破行動の診断的
所見：手

　有益な解決法である．このように，患者自身が問題を検討し優先順位をつけ，具体的な小さな目標を立てて周囲と協力的に小さな解決を重ねていけるように援助する．こうして閉塞的な状況に少しでも活路が開けることを体験すると，自信を持ってさらに解決を指向できるようになる．

E 搔破行動について

　我々はストレスを感じ緊張するとじっとしていられなくなり，歩き回ったり何か食べたり行動で緊張を解消しようとする．筆者はストレスによる搔破行動とその習慣化がニキビの発症悪化因子であり，搔破行動を絶つことでニキビを速やかに治癒させ，また再発を防ぐことができることを報告してきた[1)3)]．搔破行動は皮膚所見から診断できる（図3）．診察の際にはまず患者の両手を見る（図4）．拇指と他の4指に明らかな差違があることがポイントである．患者とともに順次手指の所見を確認し，それが顔面や頸部に4指の爪甲や関節背を当てて優しくこするような習慣的な搔破行動によって生じていること，またよく手がいく部位にニキビができていることを説明する．ニキビの多くは頬骨や門歯，顎骨などの角に沿って，すなわち摩擦や圧迫の強い部位に出現している．頬杖をつきながらこすったり鼻下をこすったりする癖があることを指摘し，鼻下や頬，側顎下のニキビの配列と関連していることを示すと自覚しやすい．また，眼囲の色素沈着や下眼瞼のシワも，眼囲をこすることで生じていること，搔破行動の姿勢により頸

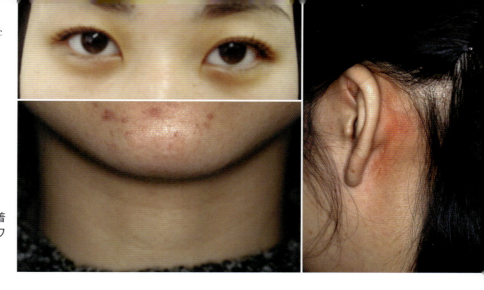

図 5.
掻破行動の診断的所見
　a：眼瞼周囲の色素沈着
　b：頸上部の深い横ジワ
　c：耳後部の発赤

上部に深い横ジワが増えていることなどについても説明する（図5）．特に女性は，目の下の「クマ」や年齢不相応な頸のシワに気づいていることが多い．そこでこれらの所見は掻破行動がなくなれば軽快することを保証する．そして，掻破行動は心の状態と関連しており気持ちが動くとすぐ手が顔にいくこと，また習慣的に繰り返されていることを説明する．ほとんどの患者は以上の過程で，「あ，よくやっています」と自覚する．そこで，手が顔や頸に触れたらすぐ手を組むなど，そのつど手を止めるように，また常に手を意識して両手に何かを持つなど，他の行動を習慣づけるように指導する．併せて上述のようなメンタル面のケアを行い，ストレスの解決を図れるように指導する．

自己治療について

　ニキビ治療のために皮膚科を受診する患者は少数派である．林らの調査では医療機関で治療するという回答は11.8％であった．何もしないという回答も22.6％あるが，35.1％はスキンケアに気をつけると答えている．36.1％が薬局で薬を購入しているが，満足度は56.7％と高くない．ニキビができるとまず市販薬や化粧品を使用して自己治療を試みることが多いようである．現在市場に出回っているニキビ治療薬は，ほとんどイオウ，レゾルシン，サリチル酸を主成分としている．これらの薬剤には角質剥離作用や殺菌作用があるが角質を傷めることがあり，殺菌作用も有効とは言いがたい．また，消炎剤イブプロフェンピコノールを成分とした製品もあるが，接触皮膚炎を起こすことがある．いずれも十分な治療効果があるとはいえない．スキンケアのための化粧品でもニキビが悪化することがある．ラノリン，ワセリン，ある種の植物性油脂は面皰を誘発する．市販のアクネ用化粧品にはこれらの成分を除いたノンコメドジェニック製品もあるが，サリチル酸配合のものや，研磨粒子配合スクラブ化粧品（パック，クリーム，洗顔料），殺菌剤入り洗浄剤，ホームピーリングクリームなどもあり，角層を損傷してニキビを悪化させ来院する例もみる．清潔が重要と信じるあまり1日数回洗顔する，毎日毛穴パックを行うなど過剰な刺激を与えていることも少なくない．洗顔時にブラシやスポンジで強くこすったりすることも多い．最近は金属製の美容ローラーを用いてマッサージすることが流行している．定期的にエステサロンに通いマッサージやニキビをつぶす施術を受けていることもある．これらは当然ニキビを悪化させているにもかかわらず患者自身はよいと信じ込んでいるために，受診後も医師に止められなければ続けてしまうことに留意しなければならない．日常のスキンケアや化粧などについて丁寧に問診して生活習慣を是正することは欠かせない．

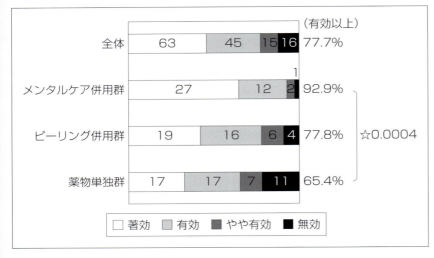

図 6.
臨床効果
(文献9より)

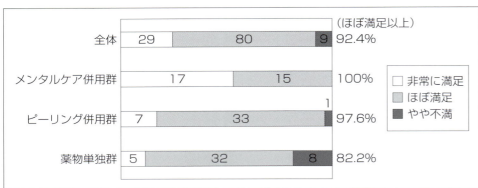

図 7.
治療に対する満足度について(終了時)
(文献9より)

G おわりに

　ニキビはありふれてはいるが再発を繰り返し治療に難渋することの多い疾患である．林らの報告[1]ではニキビ患者の医療機関での治療満足度は67.5％と高くない．ニキビの原因については諸説あるが，皮膚疾患を考えるときにはその部位に何が起こっているのかという視点が最も重要ではないだろうか．ニキビの指導の際にも，その発生部位にどのような刺激が直接加えられているかをまず考えるべきであろう．洗顔などの生活習慣や化粧品や美容法についての指導は欠かせないが，それにもまして搔破行動が大きな発症因子であることは否めない．また，搔破行動はほとんどの患者が悪化因子に挙げるストレスと密接な関係がある．多施設と共同でニキビ139例の患者について，クリンダマイシン内服単独，内服とケミカルピーリング併用，内服と搔破行動に対するメンタルケア併用の3群に分けてその治療効果を比較検討した[9]．その結果，搔破行動に対するメンタルケア併用群において最も高い有効率が得られ(図6)，患者満足度も100％であった(図7)．皮膚科医にとって心理的指導は踏み込みにくい領域であるとの印象を持たれることが多い．しかし，搔破行動の指導は皮膚所見という客観的な指標を共有できるため，容易に患者の理解と信頼を得ることができる．搔破行動を指摘するだけでも効果があるが，再発を防ぐためには心理面のサポートが必要である．前述のような少しの助言でも，どうにもならないとあきらめていた状況に活路が開けると，患者は自信を持ってその後も自分自身で解決を志向できるようになる．個々の事情に深く介入する必要はなく，また，特別な心理的技法も不要である．外来保険診療において，診断名に（心身症）を附記すれば初診時30分以上の指導で心身医学療法

130点,再診時は時間に関係なく80点を算定できる.また45分以上の指導を行った場合には標準型精神分析療法390点も算定可能である.搔破行動の指導により速やかにニキビを治癒させ,また再発を防いで完治に導けることを強調したい.

文　献

1) 林　伸和,川島　眞,渡辺晋一ほか:本邦における尋常性痤瘡のアンケートによる疫学的調査成績.日皮会誌, **111**(9):1347-1355, 2001.
2) 上出康二:毛包はなぜ詰まる?皮膚科診療プラクティス 18 ニキビ治療の技法(古川福実ほか編),文光堂,東京, pp. 25-31, 2005.
3) 小林美咲:嗜癖的搔破行動が関連する皮膚疾患.臨皮, **55**(5増):25-29, 2001.
4) Fulton JE Jr, Plewig G, Kligman AM:Effect of chocolate on acne vulgaris. *JAMA*, **210**:2071-2074, 1969.
5) Foster-Powell K, Holt SH, Brand-Miller JC:International table of glycemic index and glycemic load values:2002. *Am J Clin Nutr*, **76**:5-56, 2002.
6) Smith RN, Mann NJ, Braue A, et al:The effect of a high-protein, low glycemic-load diet versus a conventional, high glycemic-load diet on biochemical parameters associated with acne vulgaris:a randomized, investigator-masked, controlled trial. *J Am Acad Dermatol*, **57**:247-256, 2007.
7) Schäfer T, Nienhaus A, Vieluf D, et al:Epidemiology of acne in the general popuration:the risk of smoking. *Br J Dermatol*, **145**(1):100-104, 2001.
8) 小林美咲:メンタルケア. *MB Derma*, **100**:49-54, 2005.
9) 林　伸和,小林美咲,細谷律子ほか:痤瘡の薬物療法とメンタルケア及びケミカルピーリングの併用効果の検討.西日皮膚, **64**:227-231, 2002.

《ニキビと診断できれば》

⑨ 過酸化ベンゾイルに秘められた可能性

野本真由美

◆ Key point ◆

1. 2015年春，日本で初めて導入される過酸化ベンゾイルについて知ろう．
2. これまでのニキビ治療とどのような違いがあるのかを知ろう．
3. 過酸化ベンゾイルの治療効果や副作用，使用方法などを学ぼう．
4. 治療を成功させるカギとなる皮膚の刺激反応をうまくコントロールできるようになろう．
5. 国内の治験データから，日本人に適した過酸化ベンゾイルの使い方を考えよう．
6. 早期に皮膚の炎症をコントロールして，瘢痕形成を予防しよう．

A はじめに

1 ニキビとは

ニキビは思春期以降に顔面や胸部，背部の毛包に一致して好発する慢性炎症性疾患である．外見を気にする若い世代の顔面に起こりやすいため感情面への影響が大きいが，欧米と比較して日本では使用可能な治療薬が限られるため，治療に難渋することもある．

2 多因子疾患ならではの治療の難しさ

思春期の性ホルモンの変化に深く関係する本疾患だが，原因は多因子であり，スキンケアやメイクによる物理的・化学的な刺激やライフスタイルの変化によるホルモンバランスの変化，活性酸素の増加などにより，思春期を過ぎても改善しない難治性のニキビ患者が皮膚科医療機関を多数受診しているのが現状である．ニキビ治療で最も大切なことは，発症初期から皮膚の炎症をコントロールして瘢痕を作らないことであり，作用機序の異なる新しいニキビ治療が期待される．

B 過酸化ベンゾイル導入の背景

1 国内で期待される新しい治療

2015年春，日本で過酸化ベンゾイルを使用したニキビ治療が開始された．欧米では既に50年以上前から使用されている治療薬であるが，先進国のなかで唯一，日本で導入されておらず，長年使用の期待に対する声が高かった．

2 海外での使用目的

過酸化ベンゾイルは P. acnes に対する抗菌作用が強く，また耐性菌を生じにくいという利点から，P. acnes の耐性菌が大きな問題となっている欧米においては[1]，外用レチノイドと並び中程度のニキビに対する第一選択である[2]．

3 海外での使用製剤

欧米では，過酸化ベンゾイル単剤，過酸化ベンゾイルと抗菌剤の合剤，過酸化ベンゾイルとアダパレンの合剤などが広く治療に用いられている．

また，一般用医薬品（OTC）においても過酸化ベンゾイルを使用したニキビ用化粧品が多数販売されており，ローション，ゲル，パック，洗浄剤などに過酸化ベンゾイルが10％未満で配合されている．

C 日本の過酸化ベンゾイル製剤

1 保険診療で使用可能に

2015年春から，過酸化ベンゾイル2.5％ゲル（マルホ株式会社），過酸化ベンゾイル3％/クリンダマイシン1％ゲル（グラクソ・スミスクライン株式会社）の2剤が保険診療で使用可能になった．数年後には，過酸化ベンゾイル2.5％/アダパレン0.1％ゲル（ガルデルマ株式会社）も発売される予定である．それに伴い，国内において過酸化ベンゾイルの薬物動態，治療効果，安全性についての治験が行われた．

2 日本人に適した製剤

過酸化ベンゾイルの治療効果は使用濃度には大きく影響されないが，皮膚の刺激反応は使用濃度や使用回数に影響されることが知られていることから，国内では2.5～3％の比較的低濃度の過酸化ベンゾイルを1日1回使用することが勧められる．

3 合剤のメリット・デメリット

これまで国内で使用可能であったクリンダマイシン，アダパレンは，単剤よりも過酸化ベンゾイルの合剤で治療効果が早く現れ，効果も高いことが欧米の論文で多数示されている[3)4)]．ただし，クリンダマイシンはP. acnesに対する耐性菌の懸念から長期の維持療法には適さないことや，アダパレンは初期の皮膚の刺激症状が強くなることに注意すべきである．

D 過酸化ベンゾイルの性質

1 抗菌作用

過酸化ベンゾイルは非可溶性の有機過酸化物で，約80％が角質層にとどまり，酸化により数分以内に安息香酸に変換されて血中へ移行する．過酸化ベンゾイルが安息香酸になるときに生じる活性酸素の作用で，P. acnesに対して強い抗菌力を発揮する．この作用機序から，P. acnesに対する耐性菌を生じにくく，ニキビの維持療法としても使用を継続しやすい．

2 その他の作用

過酸化ベンゾイルはP. acnesの抗菌作用のほかに角質溶解作用を持つため，毛包漏斗部の貯留角化を改善する効果がある．

また，トリグセリドおよび遊離脂肪酸の抑制（in vivo），好中球由来活性酸素の産生抑制（in vitro）などが報告されている．

一方，脂腺に対する効果は認められておらず，抗アンドロゲン作用や，アダパレンが持つとされるTLR2の発現抑制作用は報告されていない．

3 ニキビ以外の使用法

過酸化ベンゾイルは古くから小麦粉の脱色や，歯科材料などに用いられてきた．歯科領域における使用のため，国内では約2.7％に接触皮膚炎が起こるという報告がある[7)]．

4 浸透の工夫

過酸化ベンゾイルを毛包により浸透しやすくするためには，可溶性にする，サイズを小さくする，サリチル酸を併用するなどの方法があり，欧米では過酸化ベンゾイルの可溶化，ナノ化，サリチル酸配合の商品が販売されている．

5 紫外線対策

過酸化ベンゾイルは光線過敏を生じる物質ではないが，使用時に角質の刺激を生じやすいことや角質溶解作用を持つことから，紫外線対策が必要である．

6 妊娠・授乳中の使用

アダパレンは妊娠中の使用が禁止されているが，過酸化ベンゾイルは「治療上の有益性が危険性を上回ると判断される場合」のみ，使用することができる．授乳中に使用する際は，授乳を避けることが望ましい．

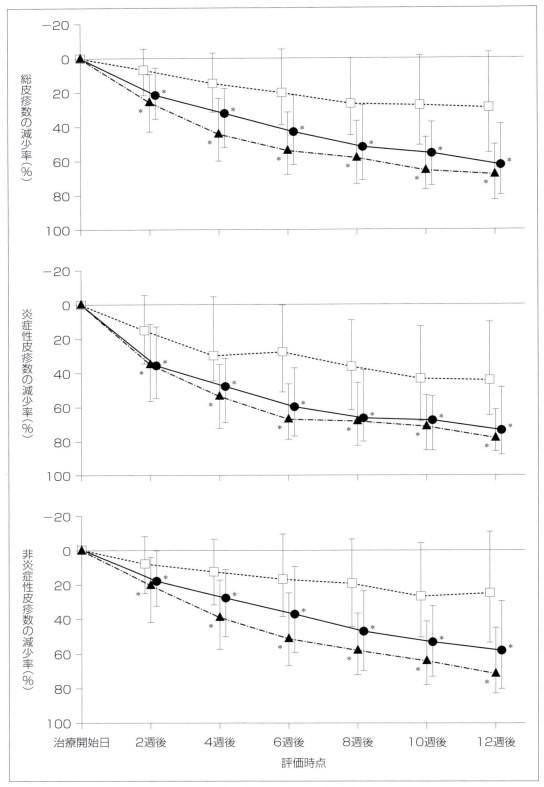

図 1. 国内の治験データ（文献 8 より）

各皮疹数の減少率の経時推移を示す．
●：2.5% BPO ゲル，▲：5% BPO ゲル，□：プラセボ，中央値（四分位範囲）
＊：$P<0.001$（両側 0.05/36，Bonferroni 調整（検定計 36 回））
2 標本 Wilcoxon 検定（vs プラセボ）

E 過酸化ベンゾイルの治療効果

1 国内データ

　国内の治験では，12週間，過酸化ベンゾイル2.5％ゲル，5％ゲル，プラセボを1日1回顔面全体に塗布している．

　12週間2.5％ゲルを使用した193例における各皮疹数の減少率は，総皮疹数62.5％，炎症性皮疹73.3％，非炎症性皮疹57.1％であった[8]（図1）．過酸化ベンゾイル2.5％ゲルと5％ゲルの治療効果に有意差はみられないとして，国内では2.5％ゲルが採用されることになった．

　52週間（約1年間）過酸化ベンゾイルの長期外用を行った治験においても，2.5％ゲル塗布による総丘疹数（炎症性＋非炎症性丘疹数）の減少率は75.3％と高い改善がみられた[9]．

2 早期の治療効果

　過酸化ベンゾイルの治療効果の特徴は，効果が早期に現れることである．治験では，治療開始2週後には炎症性丘疹だけでなく，非炎症性丘疹も減少している．特に炎症性丘疹に対する効果が高く，2.5％ゲル塗布で炎症性丘疹の減少率は2週後に36.4％，4週後に48.1％，6週後に60.4％と経時的に推移している[8]．

3 当院における米国製剤の使用経験

　筆者は2010年から欧米の医療機関で使用されている過酸化ベンゾイル5％配合ローション（過酸化ベンゾイルを可溶化し粒子を小さくした製品）を保険外診療で治療に用いてきた．国内の治験の症例写真をここで提示することができないため，当院における過酸化ベンゾイルの症例を図2，3に供覧する．炎症性丘疹，非炎症性丘疹ともに治療開始1～2週後から改善し，8週後にはピーリングしたような美肌効果が得られ，患者の治療満足度が高かった．

F 過酸化ベンゾイルの安全性試験

1 国内データ

　12週間の治験では，因果関係があると考えられた副作用の発現は2.5％ゲルで37.3％であり，皮膚剥脱19.1％，紅斑13.7％，刺激感8.3％，瘙痒感3.4％，接触皮膚炎2.5％などが生じた[8]．いずれの症状も重篤なものはなく，外用中止後無処置または保湿剤，ステロイド外用剤の使用で速やかに改善している．

2 皮膚刺激症状の出現時期

　過酸化ベンゾイルはトレチノインのように耐性を生じる物質ではないが，使用を継続すると皮膚が刺激を容認するようになるため，1か月以内には刺激を感じにくくなる例が多い．治験でも，46.7％が使用開始後1か月以内に皮膚刺激症状を生じていた[9]．

3 FDAの警告

　2014年6月，アメリカ食品医薬品局（FDA）から一般用医薬品（OTC）で販売されているニキビ用化粧品に対し，hypersensitive reactionが起こりうるとの警告が出ている．対象商品の主成分は，過酸化ベンゾイル2.5～10％，サリチル酸0.5～2％，硫黄3～10％などが配合されている商品で，化粧品の使用により蕁麻疹，呼吸苦，血圧低下などの症状が起こる症例があると警告している．過酸化ベンゾイルのみが原因と断定はできないものの，FDAは使用を開始するときは少量を狭い範囲に3日間外用し，上記の症状が起こらないことを事前に確認することを勧めている．

G 過酸化ベンゾイルの使用方法

1 使用上の注意点

　国内の治験では，1日1回夜，洗顔後に水分をよく拭き取った後，顔面全体に適量を塗布している[8,9]．ただし，添付文書では「眼，口唇，その他粘膜及び傷口に使用しないこと」と記載されている

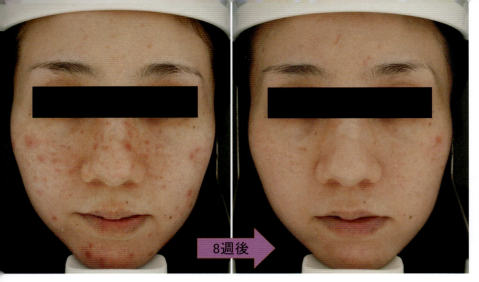

図 2.
症例1：当院における米国の過酸化ベンゾイル製剤の使用例（2011年第29回日本美容皮膚科学会総会・学術大会ランチョンセミナーで発表）

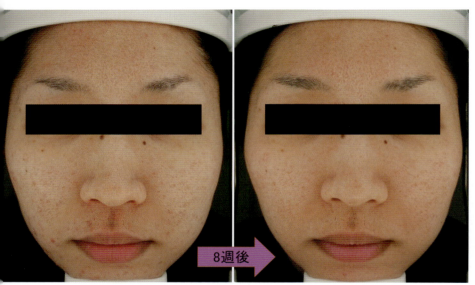

図 3.
症例2：当院における米国の過酸化ベンゾイル製剤の使用例（2011年第29回日本美容皮膚科学会総会・学術大会ランチョンセミナーで発表）

ため使用にあたっては注意が必要である．製剤が髪の毛や洋服，タオルなどに付着すると脱色することがあるため，十分に配慮する．

2　ショートコンタクトセラピー

アダパレンでは皮膚の刺激が強い場合，外用後しばらくして洗い流すショートコンタクトセラピーが有効であると報告されている．過酸化ベンゾイルは，海外において顔面・体幹の洗浄剤にも配合されており，5〜10分程度で洗い流しても *P. acnes* の抗菌効果があることが知られている[10]．そのため，皮膚の刺激症状が強い場合は，外用後10分程度で洗い流しても効果が望めるといえる．

3　抗生物質との併用

抗生物質の内服や外用の併用も有効だが，欧米のガイドラインでは耐性菌を作らないために漫然と使用せず，炎症が治まったら抗菌剤の使用を中止し，過酸化ベンゾイル単剤，あるいはレチノイド外用による維持療法が勧められている[2]．

H　使用上の工夫

1　指導する際のコツ

過酸化ベンゾイルをうまく使いこなすには，使用初期に起こる皮膚の刺激反応をどうコントロールするかが大切である．

まず使用前に，皮膚に刺激が起こる可能性があることを患者に十分に説明し，その反応はしだいに消失することを説明する．外用は，患部のみから開始して，皮膚の刺激が治まってから徐々に外用面積を広げていくと使いやすい．皮膚の刺激を受けやすい目周り，口周りは避けるように指導する．

2 使用期間の管理

開封後は酸化が進みやすいので，長期間放置せずできるだけ早く使用する．開封後，しばらく放置した後の再使用でトラブルが生じる可能性があることを念頭に置く．

3 併用薬剤のチェック

過酸化ベンゾイルはサリチル酸やグリコール酸などのピーリング剤と併用すると刺激症状が増すことが知られている．使用開始時は，これらのピーリング剤を含むスキンケアやレチノイド製剤の併用を避けて治療を開始すると刺激が緩和される．

4 治療開始に適した時期

皮膚の刺激反応は生体側の影響を受けるため，花粉症の人は症状のピーク時を避け，女性は皮膚が敏感になる月経前を避けて治療を開始すると刺激を感じにくい．

おわりに

いよいよ日本でも過酸化ベンゾイルがニキビ患者に使えるようになり，ガイドラインも見直される．欧米の論文では過酸化ベンゾイルによる皮膚の刺激症状は数％程度と記載されているものが多いが，国内データでは30％以上と高いのが現状である．皮膚の刺激を感じやすい日本人の皮膚に適した使用方法を考えていく必要があると感じる．

文　献

1) Cooper AJ：Systematic review of *Propionibacterium acnes* resistance to systemic antibiotics. *Med J Aust*, **169**(5)：259-261, 1998.
2) Thiboutot D, Gollnick H, Bettoli V, et al：New insight into the management of acne：An update from the Global Alliance to Improve Outcomes in Acne Group. *J Am Acad Dermatol*, **60**(5)：S1-S50, 2009.
3) Eichenfield LF, Alió Sáenz AB：Safety and efficacy of clindamycin phosphate 1.2%-benzoyl peroxide 3% fixed-dose combination gel for the treatment of acne vulgaris. *J Drugs Dermatol*, **10**(12)：1382-1396, 2011.
4) Gold LS, Tan J, Cruz-Santana A, et al：A North American study of adapalene-benzoyl peroxide combination gel in the treatment of acne. *Cutis*, **84**：110-116, 2009.
5) Burkhart CG, Butcher C, Burkhart CN, et al：Effects of benzoyl peroxide on lipogenesis in sebaceous glands using an animal model. *J Cutan Med Surg*, **4**：138-141, 2000.
6) Mills OH Jr, Kligman AM, Pochi P, et al：Comparing 2.5%, 5%, and 10% benzoyl peroxide on inflammatory acne vulgaris. *Int J Dermatol*, **25**：664-667, 1986.
7) 鷲崎久美子：歯科金属．歯科材料のパッチテスト成績の検討．東邦医学会雑誌，**50**(3)：222-232, 2003.
8) 川島　眞，佐藤伸一，古川福実ほか：過酸化ベンゾイルゲルの尋常性痤瘡を対象とした第Ⅱ/Ⅲ相臨床試験．臨床医薬，**30**(8)：651-668, 2014.
9) 川島　眞，流　利孝，桂巻常夫ほか：尋常性痤瘡患者での過酸化ベンゾイルゲル長期投与時(52週間)の安全性および有効性評価―非盲検，ランダム化，多施設共同第Ⅲ相臨床試験―．臨床医療，**30**(8)：669-689, 2014.
10) Joseph Bikowski：A review of the safety and efficacy of benzoyl peroxide (5.3%) emollient form in the management of truncal acne vulgaris. *J Clin Aesthet Dermatol*, **3**(11)：26-29, 2010.

《ニキビと診断できれば》

⑩ 医師−患者関係の上手な築き方

丸口幸也

◆ Key point ◆

1. ニキビ治療では患者の意思を把握して，幅広い選択肢のなかから治療法を選ぶ必要がある．
2. 全く同じ症状であっても患者によって勧めるべき治療法が異なっていることが，ニキビ治療を難しくしている．
3. 個々の患者の背景を理解して患者のニーズに対応した治療を行うことで，双方にとって最高の結果が得られるようになる．

A はじめに

患者a「最近大きな赤いニキビがたくさん出てきます．毎日自分でつぶしています．」

患者b「白ニキビを気にしています．なんとかなりませんか？」

患者c「病院へ行ってもニキビが治りません．窪んだ傷痕も気になります．」

この3人の患者にどのように対応するのがよいのだろうか．

対応Ⅰ「2週間ほど抗生物質を飲むのがよいと思います．」

対応Ⅱ「アダパレンゲルを塗ってみましょう．ニキビが出なくなってきますよ．」

対応Ⅲ「自費になりますが，とてもよく効くレーザー治療があります．」

医学的には患者aには対応Ⅰ，患者bには対応Ⅱ，患者cには対応Ⅲと考えるのが普通である．しかし実際の診療では，初診時に教科書に沿った対応をしても患者が再診するとは限らない．学問的に正しい対処であっても患者のニーズに対応できていなければ，患者には歓迎されないからである．ニキビ治療では，個々の患者の背景を理解して患者のニーズに対応した治療を行うことで，双方にとって最高の結果が得られるようになる（図1）．全く同じ症状であっても，対応Ⅱとするべき患者と対応Ⅲとするべき患者がいることが，ニキビ治療を難しくしているのである．

B 医師−患者関係の上手な築き方 —理論編—

ニキビで受診する患者を増やしたいと考えるなら，まず行うべきことは現状分析である．ビジネスで営業成績を上げるためには，company, customer, competitorのそれぞれを分析し（3C分析），対策を講じるという方法[1]が考案されている．この方法を採用すると互いに重複せず，見落としがない対策を考えることができる．これをニキビ治療に取り入れてみよう．

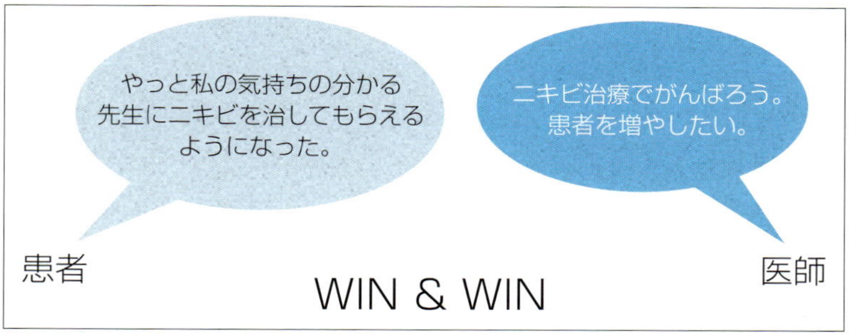

図1.

患者:「やっと私の気持ちの分かる先生にニキビを治してもらえるようになった。」

医師:「ニキビ治療でがんばろう。患者を増やしたい。」

WIN & WIN

1 自己(company)についての分析と対策

1) ニキビ治療についてやる気を見せることが必要である．わざわざ時間をかけて受診した患者になんの助言も行わずに，抗生物質内服薬と抗菌性外用剤のみを処方するのでは，それが病態に合致した処方であっても患者から高い評価を受けることはない．ニキビ患者は季節による変動が少なく，再診が継続すればその診察に要する時間が短くなるため，診療所にとっては採算の合う患者となる．病院勤務医であっても将来開業することを考えているのなら，将来への投資と考えて診療しよう．

我々は熱意を持って話をするように心がけるべきである．患者に単に説明するのではなく，感動を与えることを目指すのである．この技術を学ぶには本を読むより，ディズニーランドに行ってジャングルクルーズを探検してみるのがよい．熱意のこもった船長の話に感動した多くの乗客がボートが終点に着いたときに拍手をしている．

アダパレンの外用は，効果を出すためには不快な刺激症状を乗り越えることが必要な薬剤である．我々の処方と助言が患者によって実行されなければ，疾患は改善しない．患者の行動を変えることが必要なのである．そのためには説明の仕方に工夫を要する[2]．

「薬の副作用で皮膚が乾燥してきます．処方した保湿剤を毎日塗ってください」と言うのと，「余分な角質がピーリングされて，ニキビが出にくくなります．始めのうちはこの効果が目立って化粧ののりが悪くなりますが，下地クリームなどでカバーできると思います」と話すのでは結果が大きく異なってくる．人をうまく動かすためには話の仕方や所作について工夫が必要である．この点については分かりやすく具体的に解説した書籍[3]，心理学的に詳しく分析した書籍[4]があり高い評価を受けている．

2) 自己の強みを分析してみよう．ビジネスにおいては自己の強みに焦点を合わせてマネージメントを行うことが大切であり，これは医療においても実践すべきこととされている[5]．ニキビ診療においても自己の強みを生かした診療を行うのがよい．自己の強みを強調してニキビ治療を熱心に論じれば説得力も強くなり，患者の立場からはここで治療を受けると自分のニキビが治るだろうという気がしてくる．自分の経歴と個性を生かした診療をしよう．

＜自己の強みの分析例＞

(1) **女性医師**：女性医師は化粧に関する知識では男性医師に比べて圧倒的に有利である．ニキビとスキンケアについてのきめの細かい助言を行うことができるのは女性医師の強みである．

(2) **開業医**：医薬部外品や機能性化粧品の推奨，販売を行いやすい．ニキビ治療におけるスキンケアの重要性を強調すれば，意欲的という評価が得られるだけではなく，物品の売上による利益も得られる．開業医では，保険適応になっていない外用剤やレーザー治療などを導入するためのハードルは比較的低い．レーザーや海外医薬品などの個人輸入も可能である．また，予算の執行時期の制限がないため，為替が有利な時点で契約すれば，経済的にもメリットが出る．海外の文献を積極的に勉強して，新しい有効な治療を近隣で一般化する前に導入すれば先行利得を得ることができる．

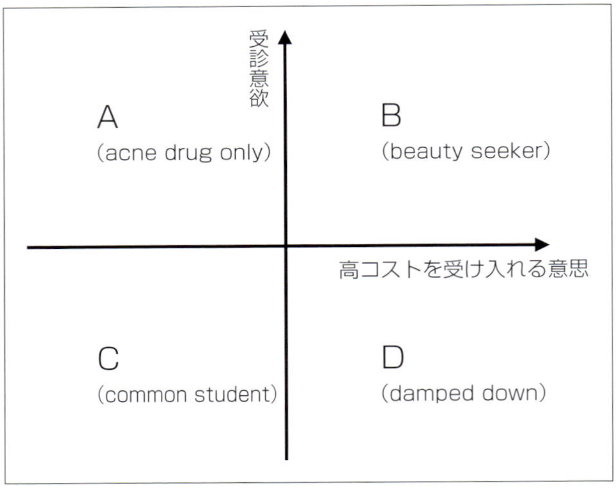

図 2.

2 患者（customer）についての分析と対策

ニキビ患者は均質な集団ではないので，画一的な診療はニキビ治療に不向きである．ビジネスでは，異質な顧客は細分化してアプローチ方法を変えて対応するのが定石であり，マーケットセグメンテーションと呼ばれている．ニキビ患者では受診意欲の高低，高コストを受け入れる意思の有無という指標を設定して，4つに区分して対応することを提案する（図2）．ニキビ治療においては保険適応のない自費診療という選択があるので，病態だけではなく，この区分によって治療方針を決定するのがよい．

＜セグメントA＞ Acne drug only；受診意欲は高いが，高コストは好まない

このセグメントであると判断した場合は自費診療についてはコメントせず，勧めないようにしておく．気の進まない自費診療を受けてトラブルが生じた場合には，たとえ軽微なものであっても，患者の心理的負担が大きくなる．ビタミン剤の保険投薬を希望するような患者はこのセグメントに入ると考えるのがよい．コストパフォーマンスのよい治療を好む性質を考慮し，アダパレンの外用を推進するべきである．処方に際しての説明にもコストパフォーマンスのよさを強調するのがよい．強めの刺激症状が出たときにも，これはこの薬の吸収がよいために生じたものであると話し，「あなたの場合は外用は2～3日に1回で十分です」と説明する．

＜セグメントB＞ Beauty seeker；受診意欲が高く，高コストを受け入れる

このセグメントは最高の顧客ではあるが，有効な治療が提供されないと判断すると，すぐに他の施設に移ってしまう．標準治療をしばらく行ってから，ケミカルピーリングやレーザーなどを勧めようという治療方針では，ゴールに到達することなく，再診がなくなってしまう．これでは互いに不幸である．このセグメントであると判断したら，提供できる新しい治療を早めに開始するほうがよ

(3) 病院勤務医：規模の大きい病院では，外来診療報酬が開業医より安く設定されているために，保険診療での外来患者を増やすことは経営上得策ではないかもしれない．しかし，自由診療では診療報酬上の不利はない．一般的には開業医より病院のほうがブランド力が高く，特に公的病院は高いブランド力を有している．ブランド力の高い病院では，まだエビデンスが確立していない新しく開発された治療法であっても，比較的容易に患者の同意を得ることができ，高めの価格設定が可能である．また新規に設備投資を行わなくても，病院には保険診療のためにさまざまな医療器械が設置されている．既に設置されている医療器械が，ニキビやその瘢痕の治療に使えないかどうか検討してみよう．血管腫の治療のためのパルスダイレーザーを持つ施設であれば，これを用いてニキビの自費治療が開始できる．高性能の高周波メスがあれば，ニキビ瘢痕の自由診療を検討したい．高いブランド力を利用して，新しい治療を勧めてみよう．

(4) 婦人科医師：ニキビを気にする人は男性より女性に多い．婦人科では多数の潜在的患者が待合室で受診を待っている．院内掲示などで，ニキビ治療に誘導することを考えるのがよい．経口避妊薬の投与では，添付文書で投与に際して産婦人科学的検査が必要とされているため，有利な立場である．

い．初診時から併用療法を行うと何が効いたか分からなくなると心配するのは，論文作成にこだわる医師のみである．このセグメントの患者はとにかく早くよくなることを重視している．患者が今日受診したのは，そこで提供されている新しい治療に期待しているからである．

＜セグメントＣ＞ Common student；受診意欲が低く，高コストも好まない

このセグメントではまず治療意欲を引き出すことが必要である．男子中高生はこのセグメントに入ることが多い．彼らは本心ではニキビを気にしていても積極的姿勢を見せることに心理的抵抗感を持っている．彼らに「ニキビを気にしていますか？」という質問をしてはならない．「別に」という冷めた返答が帰ってきて，医療者側の熱意まで冷えてしまって抗菌性外用剤を処方するのみとなり，再診はなくなってしまう．この世代の若者は，仲間と同じ行動をとりたいという心理を持っている．従って，積極的にニキビを治療するのが当然であるという雰囲気を作り出し，他の中高生も皆治療しているという印象を与えるとうまくいく．非炎症性のニキビを指摘して，「これが出なくなるすばらしい薬があるのです．がんばりましょうね．刺激のある使い方の難しい塗り薬ですが，最近ではニキビのない高校生はこれをうまく使っています」と言うべきである．ポイントは非炎症性痤瘡を治したいかどうかを質問しないで，治すものであると断言することである．

＜セグメントＤ＞ Damped down；受診意欲は低いが，高コストを受け入れる

このセグメントの患者は他の疾患の治療のために受診したときにも，ニキビの治療を医師に相談しないかもしれない．以前にニキビで病院を受診した際に熱意に欠ける診療を受けて，ニキビを皮膚科で相談するのは無駄と考えるようになっている．しかしニキビを治したいので，高価な化粧品を使ったり，エステに通って努力している．そのような潜在的患者は，掲示物などでニキビ治療を熱心に行っていることをアピールすることによっ

て，ようやく実際の患者となる．熱心に話を聞いて対応すれば，徐々に信頼されるようになる．全く標準治療を受けていないようなら，始めに標準治療を詳しく説明して勧めてみよう．このセグメントの患者は現在自分が行っているスキンケア方法に愛着を持っていることが多いので，初診時にそれを否定すると気分を害して受診しなくなってしまう．新しいスキンケア商品やレーザー治療などを勧めるのは，治療が進んで信頼されるようになった時期に行うほうがよい．

3 競合相手（competitor）についての分析と対策

ニキビ治療には現実的には病院，開業医，薬局，化粧品業界，エステサロン，美容系医療機関などが関わっており，競合相手として考えることが必要となる．インターネットでグリコール酸，レチノール配合のスキンケア用品が販売され，エステサロンではケミカルピーリングが行われている．このような状況のなかで，新しい治療についての知識がなくニキビの古典的な治療のみを提供しているのでは，患者から高い評価を得るのは難しいであろう．少なくとも新しい治療に関してその効果やトラブルについてコメントできることが必要である．

近隣にニキビ治療に特化した施設がないのであれば，ニキビ治療に重点を置いて設備投資を行って医院の差別化を図るのもよい．しかし近隣で既にレーザーなどを用いたニキビの自費診療を積極的に行っている施設があるのなら，高額な機器の購入には慎重であるべきである．提供できる治療の選択肢は広いほうが望ましいのは言うまでもないが，レーザーの購入にあてる資金を比較的安全性の高いカテゴリーの投資で運用しても，年平均4％程度の利益を確保できることを考慮すべきである．

Ｃ 医師-患者関係の上手な築き方 ―実践編―

実際にニキビの初診患者が受診したと想定してみる．始めに患者についての情報を収集すること

が重要なプロセスとなる．問診票の記載事項や患者のファッションも手がかりとなるが，まず聞いてみよう．

「今までどこで，どのような治療をしていましたか？」

「市民病院」，「開業医」，「通販のニキビ用スキンケア」，「ケミカルピーリング」，「何もしてません」などの答えが返ってくる．

一番最初に行うべきことは，現時点での競合相手を把握して相手の弱点を攻め，自己の強みを生かした説明を行うことである．「市民病院」では時間をかけたスキンケアの説明はほとんどなされていないであろう．自分がスキンケアに詳しいのであれば，初診時にその点を重点的に説明しよう．患者は初めて詳しく説明を受けたことで感動し，継続通院の意欲が高まるに違いない．時間は有効に使うべきであり，初診時に「すべてのニキビ患者にニキビの成因について話をする」という方針をとるべきではない．そのような説明で患者が感動することはないだろう．

次にすべきことは患者がどのセグメントであるかを推定し，それにより治療方針を決定することである．「開業医」を受診し薬の処方を受けながら，ときどきエステで「ケミカルピーリング」をしている患者はセグメントBである可能性が高い．新しい治療を早めに開始するのがよい．「市民病院」で処方されたビタミン剤の内服と抗菌剤の外用のみで治療している患者はセグメントAである可能性が高い．セグメントAの患者に初診時に高価な機能性化粧品を勧めると，営業方針について誤解を受けて再診がなくなってしまう．

「何もしてません」という患者はセグメントCまたはDである．続けて問診をしてみよう．

「以前にケミカルピーリングやレーザー治療をしたことはありますか？」

「窪んだ傷痕にヒアルロン酸を注射したことはありますか？」

このような質問をすることにより情報が得られるだけではなく，当方のニキビ治療に対する知識の豊富さと熱意を伝えることができる．セグメントCであった場合はこの質問に否定的な答えが返ってくるが，「ニキビは治すのが当たり前」という雰囲気を作り出すことができ，受診意欲改善に役に立つ．セグメントDであった場合は，患者が行っていたなんらかの努力を聞き出すことができる．受診意欲の改善には患者の過去の努力の成果を認めるようにするのがよい．「レチノール配合の通販のスキンケア用品」を使っていたのであれば，「それで少しニキビができにくくなりましたよね」と肯定的に対応すると，自分の努力を認めてもらったことで医師に対する好感度が上昇して，今後の治療によい影響が出てくる．

D さいごに

ニキビ治療では患者の意思を上手に把握して，それに沿った治療を提案し，その提案を患者に実行してもらうことが重要である．この点でニキビ治療は悪性腫瘍や湿疹の治療とは異質である．我々医師は医学以外の分野にも目を向けて，そのための技術を習得すべきである．

文 献

1) 齋藤嘉則：問題解決プロフェッショナル「思考と技術」，ダイヤモンド社，東京，1997.
2) 丸口幸也：アドヒアランスを上げるコツ．MB Derma, **170**：107-111, 2010.
3) D. カーネギー（山口 博訳）：人を動かす，創元社，大阪，1999.
4) ロバート B. チャルディーニ：影響力の武器—なぜ，人は動かされるのか(第2版)，誠信書房，東京，2007.
5) P.F. ドラッカー（上田惇生訳）：非営利組織の経営，ダイヤモンド社，東京，2007.

《ニキビと診断できれば》

11 ニキビ治療における医師とコメディカルの役割分担

関　太輔

◆ Key point ◆

1. ニキビ治療に処方されることが多いアダパレン（ディフェリン®）は，効果の発現が緩徐であり，その一方で，投与初期に副作用が出やすい．
2. アダパレンを処方する際には，使用方法，効果の発現時期，副作用とその対処方法，などを十分に説明する必要がある．
3. ニキビ治療においては，スキンケアを含めた生活指導も重要である．
4. 限られた時間内でニキビの診療を行い，なおかつアドヒアランスの向上を目指すには，医師は診断，処方，治療を担当し，コメディカルは処方薬の使用方法や使用上の注意，スキンケアを含めた生活指導などを担当し，それぞれ役割分担することが推奨される．

A はじめに

　ニキビ治療では単に外用薬や内服薬を処方するだけではなく，髪型，化粧方法，スキンケアなどを含めた生活指導も重要である．また，2008年に日本皮膚科学会が策定した「尋常性痤瘡治療ガイドライン」（以下，ガイドライン）[1]の浸透とともに，ガイドラインで推奨度の高いアダパレン（ディフェリン®）を処方する医療機関が増えているが，アドヒアランスと患者満足度の向上には，アダパレンの外用方法や外用初期に起こりうる副作用，ならびに副作用が生じた場合の対処方法などの説明が必要不可欠である．ただし，それらを限られた診療時間内に医師のみが行うことは負担が大きい．当院では，診断と治療方針の選定は医師が担当し，コメディカルは，医師が決定した治療方針を患者が遵守できるようなサポートと生活指導を担当するといった役割分担をすることで，治療効果や患者満足度の向上に取り組んでいる．

B ニキビ治療の現況

　2012年1〜12月までの1年間に，当院を受診したニキビの新規患者は534名であった．当院受診前の治療歴を調査したところ，最も多かったのはOTC（一般用医薬品），次いで通販の化粧品やサプリメントなどを用いた治療であった．興味深いのは，534名の13％にあたる71名は，既にニキビで他の医療機関の受診歴があったことである（図1）．転医を決意した理由としては，前医での治療に不満があったとのことであった．医療機関でのニキビ治療に満足していない患者の不満理由に関して，（株）エム・シー・アイ社が2009年に行った全国調査の結果を図2に示す．回答のなかで最も多かったものは，「ニキビが（期待するほど）治らな

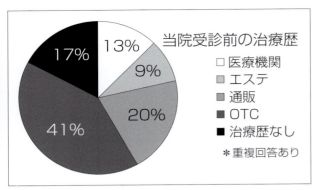

図1. ニキビ新規患者534人の治療歴調査
（セキひふ科クリニック：2012年1〜12月）

かった」とするものであった．また，ニキビの原因や治療方針に関する説明不足，薬剤の使用方法に関する説明不足など，医師やコメディカルから十分な説明を受けることができなかったことに関する不満も多かった．

ニキビ治療薬に関しては，ガイドラインで推奨度の高いアダパレンを処方する医療機関が増えている．当院の調査でも，当院を受診する前に，既に他の医療機関を受診していた71名の93％にあたる66名がアダパレンを処方されていた．そして，その91％にあたる60名は，アダパレンの継続が困難であったとし，それが転医を決意した理由の一つであった．アダパレンを継続できなかった60名は，その理由として，肌の乾燥，肌の不快感（刺激，痒みなど），効果への不満などを挙げていた（図3）．

アダパレンは効果の発現までに時間がかかり，その一方で投与初期に高率に副作用が生じる．副作用の多くは，投与初期の2〜3週間以内に一過性に現れるものであり，副作用を乗り切ると，徐々に効果が現れてくる．副作用の発現や，その対処方法に関して，あらかじめ説明を受けていると，副作用を克服して治療を継続することができるという調査結果が得られている[2]ことから，処方時の説明の重要性が推測される．また，同調査において，ニキビ患者が医療機関に対して抱く不満と

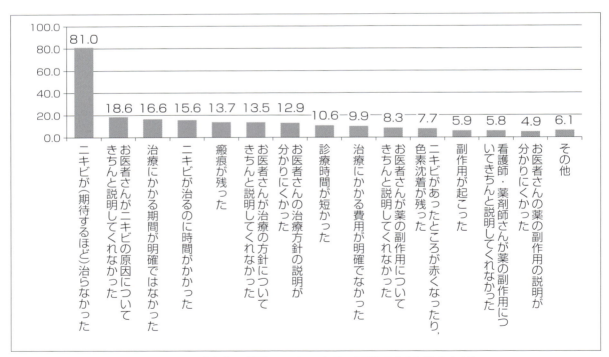

図2. ニキビ治療に満足してない患者の不満理由（文献2より）
対象：12〜35歳の一般男女5000名のうち，ニキビ治療に満足してないと回答した186名
方法：インターネットによる全国調査
期間：2009年8月23日〜28日

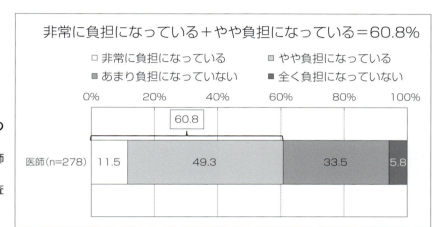

図 3.
前医から処方されたアダパレンを継続できなかった理由

図 4.
医師におけるアダパレン患者指導の負担度（文献 3 より）
対象：外来患者が 100 名/月以上の医師 300 名
方法：インターネットによる全国調査
期間：2013 年 8 月 23 日〜9 月 4 日

して，ニキビの原因に対する説明不足，治療方針の説明不足，処方薬の副作用に関する説明不足などが明らかにされていることからも，ニキビ治療では，ニキビに関する説明はもちろんのこと，処方薬についての説明，スキンケアを含めた生活指導などを十分に行うことが重要である．

皮膚科医 300 名を対象とした全国調査[3]では，アダパレン処方時における患者指導の現状は，医師のみが行っていると回答した割合が 82.1％と最も高く，医師におけるアダパレンの患者指導の負担度については，「非常に負担になっている」と「やや負担になっている」と回答したものの合計が 60.8％（図 4）と高かった．この結果からも，ニキビの診療においては，医師のみではなく，コメディカルの協力の必要性や重要性が示唆される．

 医師とコメディカルの役割分担

当院では，診断と治療方針は医師が担当し，コ

メディカルは，医師が処方した薬剤の使用方法や副作用とその対処方法，生活指導など，医師の決定した治療方針を患者が遵守できるようにサポートするといった役割分担を行うことにより，医師の負担の軽減と治療効果や患者満足度の向上に取り組んでいる．

当院におけるニキビ患者の診察の流れを図 5 に示す．初診患者は，まず医師が診察を行って，診断と治療方針を決定する．その後，別室においてコメディカルが，ニキビの発症機序についての説明を行う．また，普段の生活状況や食事内容，スキンケアなどを聞き取り，適切な指導を行う．合わせて，医師が処方する薬剤について，使用方法，副作用，副作用が出現した場合の対処方法なども説明する．コメディカルによる指導終了後，再び診察室において医師が診察や処置を行いながら，患者からの質問などにも応じて，アドヒアランスの向上に努めている．

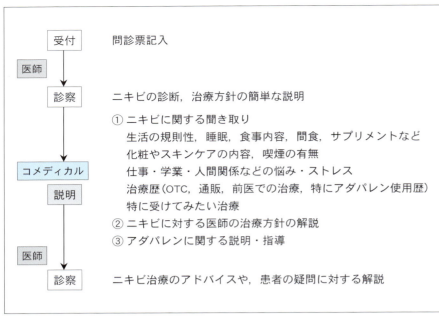

図 5.
ニキビ患者の診察の流れ

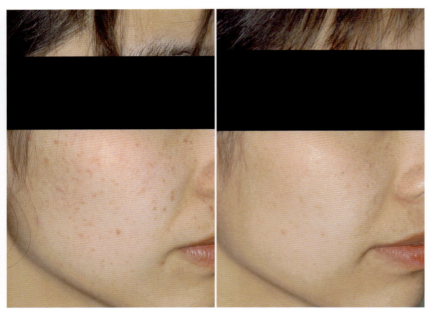

図 6.
a：治療開始前．アダパレン（ディフェリン®）を発疹部分にのみ外用していた．1週間外用しても効果を感じなかったので中止して当院を受診した．
b：治療約2か月後．アダパレンを発疹のない部分も含めて，ニキビの出やすい部位全体に外用した．

D 症例

図 6-a は当院を受診した 21 歳，女性である．約5年前（高校生）よりニキビが出現し，市販や通販のニキビ治療薬をいろいろと試したが，増悪と寛解を繰り返していたため，皮膚科を受診し，アダパレン（ディフェリン®）を処方されたが効果がないとのことで当院を受診するに至った．

問診により，前医から処方されたアダパレンは約1週間外用したが，ヒリヒリする刺激感と紅斑が出現し，効果も感じられなかったため使用を中止し，転医を決意したとのことであった．前医では「アダパレンを就寝前に外用し，刺激感が出るかもしれないが継続するように」と医師から説明があり，アダパレンの発売元から供給されている"患者さま用ガイド"を渡され，読んでおくようにと指示されていた．アダパレンの塗布量や塗布方

法についての具体的な指示がなかったため，患者の判断でニキビのみに外用していた．アダパレンの効果の発現時期や，外用初期の刺激の持続期間，刺激に対する対処方法などの具体的な指導はなかったとのことであった．ニキビの原因についての説明や，スキンケアなどの生活指導もなかったため，不満を感じたとのことであった．

当院では，アダパレンゲル（ディフェリン®ゲル）とナジフロキサシンクリーム（アクアチム®クリーム）を処方し，アダパレンゲルはニキビのみならず，ニキビの出やすい部位全体に就寝前に塗布すること，塗布量の目安は顔全体で1FTUであること，ナジフロキサシンクリームはニキビに1日2回塗布することを説明した．アダパレン外用初期には乾燥，皮膚不快感，落屑，紅斑，瘙痒感などが高率に生じるが，その多くは2週間以内に現れ，その後，自然に軽快すること，つらい場合は保湿化粧水で対応したり，一時的に塗布量を少なくしたりして対応することを伝えた．また，治療を継続すると2～3か月後にはニキビの新生が徐々に減少してくることを説明した．合わせて当院スタッフが別室で，ニキビの原因やスキンケアについて説明し，患者からの質問に応じた．投与初期には皮膚の乾燥や刺激感が出現したが，指示どおりに保湿化粧水の併用で治療を継続することができ，約2か月後にはかなり軽快した（図6-b）．

E おわりに

ニキビ診療では，ニキビの病因，処方薬に関する説明，生活指導など，説明事項が多く，限られた診療時間内で医師のみがこれらのすべてをこなすには限界があり，コメディカルの協力が必要である．当院では，コメディカルが，医師が処方した薬剤の使用方法や副作用とその対処方法，生活指導など，医師が決定した治療方針を患者が遵守できるようにサポートする体制をとっている．当初は医師がすべてを行っていたが，常にコメディカルを立ち合わせ，コメディカルを教育しながら，徐々に説明の一部を任せるようにして，分担の幅を拡大していった．これからコメディカルによる指導の導入を検討している施設でも，同様の方法が推奨される．再診の度に同じコメディカルが担当できればよいが，現実には難しいので，指導内容に差が生じないように，コメディカル間での情報の共有が重要で，そのためには説明項目のチェックリストを用意しておくとよい．参考までに表1に当院のチェックリストを示す．当院では，実際にアダパレンを使用したことがあるコメディカルが在籍しているので，より実際に則したキメの細かい指導が可能である．アダパレン使用歴のあるコメディカルが在籍している施設では有効に利用されたい．

表 1. 患者指導のチェックリスト

1. ニキビの病因
2. 生活の規則性
3. 睡眠
4. 食事，間食
5. 常用薬，サプリメント
6. 化粧，スキンケア
7. 喫煙
8. 仕事，学業，家庭，その他の悩み・ストレス
9. ニキビの治療歴（OTC，通販，前医での治療，アダパレン使用歴）
10. 特に受けてみたい治療
11. アダパレンの使用方法
12. アダパレンの効果
13. アダパレンの副作用
14. アダパレンの副作用への対処方法

文　献

1) 林　伸和，赤松浩彦，岩月啓氏ほか：日本皮膚科学会尋常性痤瘡治療ガイドライン．日皮会誌，118：1893-1923，2008．
2) 「ディフェリン継続の背景」（株）エム・シー・アイ社によるインターネット全国調査，2009．
3) 「ディフェリン指導における医師の負担度」（株）エム・シー・アイ社によるインターネット全国調査，2013．

Column
日本痤瘡研究会の立ち上げと今後

林　伸和

　痤瘡は毛包脂腺系の慢性炎症性疾患に位置づけられているが，身近な疾患であるがゆえに，スキンケアや生活習慣の改善のみが重視され，疾患としての治療が軽視されていた．2008年に日本皮膚科学会の尋常性痤瘡治療ガイドラインが策定され，アダパレンの日本への導入が行われたが，まだ日本における痤瘡治療や痤瘡研究は海外と比較して進んでいるとは言えない．特に，治療面では過酸化ベンゾイルがようやく導入されたものの，経口イソトレチノインのような海外の標準的治療薬が導入されておらず，欧米のみならずアジアのなかでもガラパゴス状態になっている．

　また，マスメディアでは痤瘡用化粧品のコマーシャルが盛んに放送され，医療機関における治療よりも効果が高いかのごとき誤解も生じかねない状況にある．さらに，他のクリニックと異なる治療を求める患者が，未承認機器を使用したレーザー治療や光線療法，個人輸入による未承認薬を求めて美容皮膚科を渡り歩く様子がみられ，エビデンスのある標準的治療の啓発が必要となっている．

　一方で，アダパレン導入時に行われた臨床試験[1,2]や，過酸化ベンゾイルを用いた臨床試験[3,4]のように日本からもエビデンスレベルの高い臨床論文が出版されており，また化粧品業界，製薬業界の研究レベルも世界に誇れるものがある．このような現状のなかで，標準的な治療の普及とエビデンスのある新しい治療法の確立のために，患者向けに皮膚科専門医による痤瘡に対する正しい知識とその治療の啓発・普及活動を行うと同時に，痤瘡研究者の意見交換の場を作り，痤瘡の基礎研究や疫学調査，臨床研究を推進し，エビデンスに基づいた治療法の確立に寄与することを目的に，2012年10月13日に「日本痤瘡研究会（Japan Acne Research Society；JARS）」を設立した．会員として，皮膚科医のみならず，基礎研究者，製薬会社，化粧品会社，医療機器会社の関係者を含んでいる．

　現在の活動は，日本美容皮膚科学会のポストコングレスとして学術大会を行っている．これまで，基礎的な演題として培養脂腺細胞や*Propionibacterium acnes*，面皰形成ラットモデルに関するもの，臨床的な演題として瘢痕，メイク，過酸化ベンゾイルなどのレビューや痤瘡関連疾患として化膿性汗腺炎の調査などを扱ってきた．今後，ホームページを通じた一般啓発活動とともに，新しい治療の試みやエビデンスについても取り上げたいと考えている．

　ご興味のある先生方の積極的なご参加をお願いしたい．

日本痤瘡研究会事務局（連絡先）
〒105-8470 東京都港区虎ノ門2-2-2
虎の門病院皮膚科
HP：http://www.ibmd.jp/zasou/
E-mail：japan.acne.research@gmail.com

文　献

1) Kawashima M, Harada S, Loesche C, et al：Adapalene gel 0.1% is effective and safe for Japanese patients with acne vulgaris：a randomized, multicenter, investigator-blinded, controlled study. *J Dermatol Sci*, **49**(3)：241-248, 2008.
2) Kawashima M, Harada S, Andres P, et al：One-year efficacy and safety of adapalene gel 0.1% gel in Japanese patients with acne vulgaris. 皮膚の科学, **6**：504-512, 2007.
3) Kawashima M, Hashimoto H, Alio Sáenz AB, et al：Is benzoyl peroxide 3% topical gel effective and safe in the treatment of acne vulgaris in Japanese patients? A multicenter, randomized, double-blind, vehicle-controlled, parallel-group study. *J Dermatol*, **41**(9)：795-801, 2014.
4) Kawashima M, Hashimoto H, Alió Sáenz AB, et al：Clindamycin phosphate 1.2%-benzoyl peroxide 3% fixed-dose combination gel has an effective and acceptable safety and tolerability profile for the treatment of acne vulgaris in Japanese patients：a phase Ⅲ, multicentre, randomised, single-blinded, active-controlled, parallel-group study. *Br J Dermatol*, 2014. doi：10.1111/bjd. 13265. (Epub ahead of print)

Column
"アクネ/acne" という語の語源について

赤松浩彦，朝田康夫

　尋常性痤瘡は痤瘡のなかで最も代表的な疾患であり，一般に痤瘡といえば"尋常性痤瘡"，すなわち"ニキビ"，"アクネ"のことを指す．この"アクネ/acne"という語の語源について知っている人はどのくらいいるだろうか？以下に簡単に紹介したい．

　"Acne"を表す言葉として，ギリシャではアリストテレスやヒポクラテスのころからionthos（複数ionthi），ローマの医師はラテン語でvarus（複数vari）と呼んでいたようである[1]．これらionthosとvarusの2つの呼び方が時を経て"acne"という表現になったと考えられている．Goolamali SKら[1]によると，コンスタンチノープルのユスティニアヌス帝の侍医であったAetius Amidenusの西暦542年の著書のなかで，"acne"の前身となる語が初めて記載されたとのことである．「顔面のionthiについて」という論文において，「ionthiのことをacnae（acnasの複数）と呼ぶこともある」と記載されているとのことである．

　一方，西暦3世紀には，Cassiusが「一般にacmasと呼ばれることもある」という記載を残しているともいわれている．

　いずれにしろ，これらが後にacneに転換されたという説がある．Frank SB[2]は，"acne"という語はギリシャ語のacnasとかacmasとかから由来したのではなく，achneという語から由来したのではないかというLeider MとRosenblum Mの説[3]，おできや膿疱または痛い腫れものなどを意味するakutというギリシャ語からakneを経て"acne"となったというBlau S, Kanof NBらの説[4]，ギリシャ語のaknesis（かゆくない発疹）が"acne"の語源であるというMackenna RMBの説[5]を紹介している．その他にもCunliffe WJら[6]によると，突出した点を表すakunという語からakuneを経てacneになったというMackenna RMBやMiles Jらの説がある．いずれにしろ諸説があり，"acne"という語の本当の語源はいまだ不明である．

　"Acne"という語の語源についてはこれぐらいにして，次にionthosとvarusの2つの呼び方が，いつごろから"acne"という表現に変わったのであろうか？　1808年のWillan Rの皮膚科教本，そして1813年のその後継者のBateman Tの教本には"acne"という語が既に使用されており，Willan RとBateman Tはその後，ともに"acne"をacne simplex, acne punctata, acne indurataおよびacne rosaceaの4型に分けている．さらにGoolamali SKら[1]によると，1809年版のQuineeyのMedical Dictionaryにも"acne"という項目があり，1825年版のフランスの辞典にも，英語からの借用語という註釈つきで"acne"という語の記載があるほかに，皮膚

科医の Plumbe S の 1824 年の著書，Hoblyn RP の 1835 年の著書のなかにもそれぞれ "acne" という表現が使用されているとのことである．

英国では 1830 年ごろの医書のなかでは既に "acne" という表現が一般的に使用されていたが，"acne" のほかにやはりギリシャ語の ionthos，ラテン語の varus が同意語として記載されたようで，事実 Ormsby OS と Montgomery H の教本[7]にも同意語に varus，Hautfinne，Akne と記載されている．結論的には "acne" という語が初めて一般的な名称として医書に記載され始めたのは 1800 年の初頭ごろ，すなわち 19 世紀に入ってからとされている．

最後に "acne vulgaris" という語が出現したのはいつごろからであろうか．Mackenna RMB[5]によると，有名な皮膚科医であった Fuchs H が，1840 年版の彼の教本「Die krankhafte Veränderungen der Haut und Ihrer Anhänge」のなかで使用したのが最初ではないかとされている．他方，Cunliffe WJ ら[6]によると 1842 年，Wilson E は Willan R，Bateman T らのいう acne simplex, punctata, indurata の 3 つを併せて acne simplex の名で統一し，これが common type であるとの意味で別名として acne vulgaris の名を用いたとされる．

文　献

1) Goolamali SK, Andison AC：The origin and the use of the word "acne". *Br J Dermatol*, **96**：291-294, 1977.
2) Frank SB：Acne vulgaris, Charles C. Thomas, pp. 3-114, 1971.
3) Leider M, Rosenblum M：A dictionary of dermatological words, Terms and Phrases, McGraw-Hill, 1968.
4) Blau S, Kanof NB：Acne, from pimple to pit. *NY J Med*, **65**：417-424, 1965.
5) Mackenna RMB：Acne vulgaris. *Lancet*, **1**：169-176, 1957.
6) Cunliffe WJ, Cotterill JA：The acnes major problems in dermatology series, Saunders, 1975.
7) Ormsby OS, Montgomery H：Diseases of the skin, 8th ed, Lea & Febiger, pp. 1358-1363, 1954.

索引

数字

5α-reductase……28
532 nm KTP レーザー……82
1064 nm Nd：YAG レーザー……82
1450 nm ダイオードレーザー……82
1540 nm Er：Glass レーザー……82

欧文

A
acne infantum……15
acne neonatorum……15
active oxgen species……95
ALA……79

B
BPO……45
briding……6

C
CLDM……45
corticotrophin releasing hormone；CRH……29

E
end organ responsive theory……28

F
free fatty acid；FFA……28

I
IL-1α……26
inflammasome……94
insulin-like growth factor（IGF）-1……27
IPL……75

L
LED……78

M
M. globosa……18
matrix metalloproteinase；MMP……28
MINO……47

N
neonatal cephalic pustulosis……17

P
PCOS……112
PDT……74
peroxisome proliferators activated receptor；PPAR……27

R
Rosacea……10

S
SAPHO 症候群……8
skin rejuvenation……69

T
Toll like receptor-2……28

和文

あ
アゼライン酸……37, 45
アダパレン……40, 59, 137, 142
アドヒアランス……141

い
維持療法……37
インシュリン様成長因子……27

え
炎症性痤瘡……42

お
大人ニキビ……112

か
海外での標準治療……37
開放面皰……25
角質水分量……116
角質溶解作用……131
過酸化脂質……27
過酸化ベンゾイル……37, 61, 130
活性酸素……131
活性酸素種……95
痒み……18
鑑別疾患……3
漢方薬……52
陥凹性瘢痕……106

き
喫煙……124
橋……6

く

- グラム染色 … 19
- グリコール酸 … 70
- クリンダマイシン … 45
- クロモフォア … 82

け

- 荊芥連翹湯 … 52
- 経口避妊薬（ピル） … 87
- 桂枝茯苓丸加薏苡仁 … 55
- 血栓症 … 92
- ケミカルピーリング … 69, 109
- ケラチン … 26
- ケロイド … 6
- ケロイド痤瘡 … 106

こ

- 高アンドロゲン血症 … 112
- 抗アンドロゲン作用 … 115
- 抗菌作用 … 131
- 抗菌薬 … 58
- 高周波療法 … 108
- 光線治療 … 74
- 紅斑 … 80
- コメディカル … 143
- 混合診療 … 64

さ

- サイトカイン … 27
- 痤瘡 … 1, 21
- 痤瘡瘢痕 … 106
- サリチル酸マクロゴール … 70
- サンスクリーン剤 … 120
- 酸性メチレンブルー … 19

し

- 次亜塩素酸 … 95
- 自己治療 … 127
- 脂腺性毛包 … 26
- 自然免疫 … 27
- 自費診療 … 138
- 自由診療 … 64, 138
- 集簇性痤瘡 … 6
- 十味敗毒湯 … 52
- 酒皶 … 10, 21
- 食事 … 123
- 食養生 … 56
- 尋常性痤瘡治療ガイドライン … 31
- 心身医学療法 … 128
- 新生児痤瘡 … 15
- 新生児脂腺肥大症 … 17
- 新生児中毒性紅斑 … 17

す

- スキンケア … 12, 118
- ストレス … 124
- スピロノラクトン … 115

せ

- 清上防風湯 … 52
- 洗顔 … 120

そ

- 掻破行動 … 126

た

- 耐性化 … 59
- 耐性菌 … 131
- 多嚢胞性卵巣症候群 … 112

と

- ドキシサイクリン … 13
- トレチノイン … 41

な

- ナジフロキサシン … 46

に

- 難治性ニキビ … 65
- ニキビ … 18
- ニキビ患者のQOL向上 … 39
- ニキビダニ … 21
- ニキビダニ痤瘡 … 21
- ニキビダニ症 … 21
- ニキビ瘢痕 … 65
- 二重面皰 … 6
- 乳児痤瘡 … 15
- 乳児脂漏性湿疹 … 17

の

- 囊腫 … 6

は

- パルス色素レーザー … 82
- 瘢痕 … 80

ひ

- 皮下瘻孔 … 6
- 肥厚性瘢痕 … 6, 106
- 微小面皰 … 25, 42
- 皮膚刺激症状 … 133
- 皮膚毛包虫症 … 21
- 標準型精神分析療法 … 129

ふ

- フィラグリン … 26
- 副腎皮質刺激ホルモン … 29
- フラクショナルレーザー療法 … 108

へ

- 閉鎖面皰 … 25
- 併用療法 … 32, 58
- ベースメイク … 121

ペルオキシゾーム増殖因子活性
　　化受容体……………………27
ペルオキシラジカル……………95
ベンゾイルパーオキサイド……41
ベンゾイル・ペロキサイド……45

ほ

ポイントメイク………………121
保険診療…………………62, 64
保湿……………………………120
保湿外用薬………………………62
ポルフィリン……………………82
ホルモン治療……………………87

ま

マーケットセグメンテーション
　……………………………138
マトリックスメタロプロテアー

ゼ-2………………………………28
マネージメント………………137
マラセチア………………………18
マラセチアブラックインク……19
慢性炎症…………………………94

み

ミノサイクリン…………………47

め

メイクアップ…………………118
メトロニダゾール………………13
面皰………………………………40

も

毛包虫性痤瘡……………………21
毛包閉塞性疾患…………………6

ゆ

遊離脂肪酸………………………28
遊離テストステロン……………91
油性痤瘡…………………………17

り

リノレン酸………………………28
リン酸ビタミンC………………94
臨床型……………………………2

れ

レチノイド………………………13
連鎖的脂質過酸化反応…………95

スキルアップ！
ニキビ治療実践マニュアル
ちりょうじっせん

2015年5月15日　第1版第1刷発行（検印省略）

編者　赤松浩彦
　　　あか　まつ　ひろ　ひこ
発行者　末定広光
発行所　株式会社 全日本病院出版会
　　　東京都文京区本郷3丁目16番4号7階
　　　郵便番号 113-0033　電話 (03) 5689-5989
　　　　　　　　　　　　　FAX (03) 5689-8030
　　　郵便振替口座　00160-9-58753
　　　　　　　　印刷・製本　三報社印刷株式会社

©ZEN-NIHONBYOIN SHUPPAN KAI, 2015.

・本書に掲載する著作物の複製権・翻訳権・上映権・譲渡権・公衆送信権（送信可能化権を含む）は株式会社全日本病院出版会が保有します．
・JCOPY <(社)出版者著作権管理機構　委託出版物>
本書の無断複写は著作権法上での例外を除き禁じられています．複写される場合は、そのつど事前に、(社)出版者著作権管理機構（電話 03-3513-6969, FAX03-3513-6979, e-mail：info@jcopy.or.jp）の許諾を得てください．
本書をスキャン，デジタルデータ化することは複製に当たり，著作権法上の例外を除き違法です．代行業者等の第三者に依頼して同行為をすることも認められておりません．

定価はカバーに表示してあります．
ISBN 978-4-86519-210-0 C3047